MÉMOIRE

SUR LES

FONGUS MÉDULLAIRE

ET HÉMATODE.

A MONSIEUR

LE

CHEVALIER SCARPA.

Avant de connoître l'honorable jugement de la Société Royale de Médecine de Bordeaux *sur mon Mémoire, vous m'avez prédit qu'il seroit couronné. Depuis bien des années vous m'avez comblé de témoignages d'estime et d'amitié. Ma correspondance avec vous est une des circonstances de ma vie qui contribue le plus à me faire chérir ma vocation ; de tous les hommes illustres qui l'exercent, je n'en connois aucun qui excite au même degré mon admiration et mon respect, par la profondeur et l'universalité de ses connoissances, par son génie éminemment chirurgical, et par la pratique de toutes les vertus. A ces sentimens de vénération, que je partage avec tous ceux qui cultivent l'art de guérir, se joint celui d'une amitié qui s'accroit chaque jour. Ces motifs ne sont-ils pas suffisans pour que vous me pardonniez d'avoir, sans votre aveu, mis votre nom à la tête de cet essai, et unissant ainsi votre suffrage à celui d'une société illustre, lui avoir donné la meilleure chance d'exciter un intérêt durable?*

Genève, le 1.er Janvier 1820.

MAUNOIR, aîné. P.r

AVERTISSEMENT.

En publiant cet Essai, que la Société Royale de Médecine de Bordeaux a honoré d'une approbation dont je sens tout le prix, je n'ai pas la prétention de rien dire de nouveau sur les deux terribles maladies qui en font le sujet. Je crois que tout ce qui en est connu à présent, a été dit, et bien dit par Scarpa, Boyer, Wardrop, John et Charles Bell, et Breschet. Je dois à la vérité, de déclarer que leurs ouvrages ont été pour moi des mines précieuses. Mon but principal est moins de faire connaître le Fongus hématode, que de lui donner, dans la nosologie chirurgicale, la place qui lui convient; et d'ôter ce nom à une maladie qui l'a porté jusqu'à présent, contre toutes les règles de l'étymologie, je dirai presque de la raison, maladie qui diffère essentiellement du fongus hématode, et qu'en conséquence de sa nature intime et primitive, j'ai appelé *Fongus médullaire*.

Le Fongus hématode est une affection qui présente tous les degrés de gravité; elle peut être très-légère et facile à guérir; elle peut être très-grave et mettre l'existence du malade dans le plus grand danger; mais il est rare qu'un chirurgien instruit, prudent et courageux, ne puisse réussir à la dompter d'une manière permanente.

Il n'en est pas de même du Fongus médullaire; cette maladie, une des plus formidables qui affectent le corps humain, a, jusqu'à présent, toujours, ou presque toujours, éludé les efforts les plus judicieusement dirigés. Mais les bornes de nos connaissances actuelles, ne sont heureusement pas celles de l'art! Nos ancêtres n'avaient pas tout dit. Déjà le siècle qui commence a été fécond en découvertes précieuses à l'humanité, en perfectionnemens utiles; espérons qu'un remède spécifique pour le Fongus médullaire, fera nombre, dans les bonnes choses dont nos neveux enrichiront les temps à venir.

J'attends avec résignation, même avec reconnaissance, les critiques judicieuses auxquelles cet Essai pourra donner lieu. Et si aidé de ce secours, je puis perfectionner mon travail, et remplir mieux le but utile que s'étoit proposé la Société Royale de Médecine de Bordeaux, en offrant ce sujet au concours, je me féliciterai de mes efforts, et je croirai avoir mérité le prix.

Extrait du Programme de la Société Royale de Médecine de Bordeaux.

Séance publique du 1.er Septembre 1819.

LA Société, dans la séance de l'année 1818, proposa pour sujet d'un prix de la valeur de 400 francs, la question suivante :

Déterminer, d'après des observations exactes, les caractères essentiels et distinctifs du fungus hœmatode (maladie désignée, par différens auteurs, sous les noms de tumeurs sanguines, fongueuses, spongieuses, variqueuses, etc.), *exposer ses causes, ses symptômes, son traitement et ses principales modifications, selon les divers organes qu'il affecte.*

Le Mémoire portant pour épigraphe : *Pueris senibusque nocebit*, a rempli l'attente de la Société. Il renferme une distinction très-lumineuse sur le *fungus medullaire* et le *fungus hœmatodes*. Les causes qui produisent ces affreuses maladies et les accidens qui les suivent, sont exposés avec beaucoup de clarté, de méthode et de justesse; les observations peu nombreuses, rapportées avec candeur et simplicité, annoncent un praticien qui a beaucoup vu, et qui a profité, avec un grand succès, des faits qui lui appartiennent et de ceux qui se trouvent consignés dans les auteurs les plus distingués sur cette matière. La compagnie accorde le prix à ce Mémoire, dont l'auteur est M. MAUNOIR l'aîné, Docteur en chirurgie, professeur à Genève.

MÉMOIRE

SUR LES FONGUS MÉDULLAIRE ET HÉMATODE.

Une bonne classification des tumeurs est peut-être la partie la plus difficile de la nosographie chirurgicale ; les chirurgiens les plus habiles et les plus ingénieux y ont échoué, et malheureusement il est probable que ce vaste et important travail sera long-temps encore un des *desiderata* de la médecine. La marche adoptée dans la nomenclature chimique, est regardée comme le résultat d'une des conceptions les plus heureuses du génie, et la principale cause des progrès immenses que cette science fait tous les jours ; il serait bien à souhaiter, sans doute, qu'une méthode aussi commode, plus capable qu'aucune autre d'éclairer un grand nombre de points encore obscurs, pût être rigoureusement appliquée à la pathologie. En attendant qu'une connaissance plus parfaite des élémens morbides vienne réaliser ce vœu (que j'ose ne pas croire chimérique), je proposerai, avant tout, un principe très-propre, selon moi, à diriger dans ce genre de recherches, et qui va me servir en particulier à établir une distinction importante dans la maladie qui fait le sujet de ce mémoire.

Il n'est peut-être pas de tissu, ou de fluide du corps humain, qui ne se retrouve en tout ou en partie dans les différentes tumeurs soumises aux recherches de l'anatomie pathologique. Il est donc assez rationnel de supposer qu'une tumeur quelconque , n'est dans la plupart des cas du moins, que le résultat de la déviation morbide de quelque fluide ou de quelque tissu, qui, accumulé et formant une masse contre nature, conserve encore, dans cet état, quelques propriétés qui décèlent son origine. C'est ainsi qu'un follicule graisseux, en conséquence d'une irritation particulière, qui en augmente la sécrétion, devient un lipome; qu'une glande sébacée, par une action vicieuse analogue, donne naissance à un méliceris; c'est de la même manière qu'on concevra la naissance d'une exostose, d'un cartilage contre nature. Pourquoi le sang, ou plutôt les vaisseaux sanguins, pourquoi la substance cérébrale, celle du rachis, des nerfs, seraient-elles exemptes de ces déviations extraordinaires, et ne donneraient-elles pas alors naissance à des tumeurs sanguines vasculaires dans le premier cas, et réellement médullaires dans le second (*a*).

Si l'on trouve ainsi, dans la nature même des substances dont se composent les tumeurs, la seule bâse solide de leur distinction, et d'une nomenclature exacte et bien définie, il est évident que sous le nom de *fongus hématode*, on a confondu deux maladies qui n'ayant que des rapports légers, et en quelque façon accidentels, diffèrent d'ailleurs essentiellement. L'une qui consiste principalement dans la dégénérescence des organes en une matière cérébriforme, ou en termes moins vagues dans l'épanchement de la substance nerveuse (*b*). Je la nommerai *Fongus médullaire*, réservant le terme de *Fongus hématode*, pour des tumeurs vraiment sanguines et vasculaires, c'est-à-dire entièrement composées d'un lacis inextricable de vaisseaux sanguins, réunis par un tissu cellulaire lâche, formant un ensemble d'un aspect spongieux. Par quel étrange abus de termes, en effet, a-t-on donné, et pourrait-on laisser le nom de Fongus hématode à des tumeurs pulpeuses, qui ne donnent du sang qu'accidentellement? Et quel serait, je le demande, la valeur de ce nom, dont l'étymologie est si claire et si rigoureuse, s'il ne rappelait aucun des caractères qu'il doit désigner?

Il devient donc nécessaire de tracer ici séparément l'histoire de ce que j'appelle *Fongus médullaire*, et celle du *Fongus hématode* proprement dit; et quoique je paraisse ainsi m'éloigner des termes du programme, qui ne demande que les caractères essentiels et distinctifs du fongus hématode, cependant comme le premier a été constamment décrit sous le nom du second, on ne peut établir clairement leurs différences, et faire disparaître, désormais, toute confusion, qu'en donnant de l'un et de l'autre, une connaissance exacte; mais auparavant, et à l'appui de ce que je viens d'avancer, il sera bon de jeter un coup-d'œil sur la nomenclature variée que l'on rencontre dans les auteurs qui ont le mieux signalé ces deux maladies.

Cooper, dans son Dictionnaire de chirurgie, à l'article fongus hématode, donne pour synonymes, les expressions de fongus saignant (bleeding fungus), inflammation spongieuse (spongoïd inflammation), cancer mou (soft cancer), carcinome sanglant. Voilà bien évidemment les deux maladies réunies sous la même dénomination de fongus hématode, et ensuite dans la description qu'il en fait au même article, l'auteur ne parle réellement que du fongus médullaire.

Hey, ce respectable doyen de la chirurgie anglaise, qui a créé le mot de fongus hématode, l'a tout-à-fait appliqué au fongus médullaire (1).

Abernethy n'a point confondu les deux espèces de tumeurs, et il a donné, à une espèce particulière de fongus médullaire, le nom de *Sarcome médullaire* (2).

Charles Bell et Wardrop appellent cancer mou et fongus hématode, la tumeur à laquelle je crois devoir donner le nom de fongus médullaire (3).

Boyer, dans son Traité des maladies chirurgicales, vol. 2, édition de 1814, paraît bien vouloir réserver le nom de fongus hématode à des tumeurs décidément sanguines et vasculaires, soit de

(1) *Practical observations on Surgery. London, 1803.*

(2) *Surgical observations, etc. London, 1804 et 1816.*

(3) *Surgical observations, by Charles Bell. Part. IV.*

naissance, soit accidentelles, mais, malgré son intention, il rapporte évidemment comme cas de fongus hématode, des histoires de fongus médullaire.

Breschet, dans son excellent mémoire sur le fongus médullaire, auquel il conserve, avec répugnance, le nom de fongus hématode, que lui ont donné les Anglais, le regarde comme une variété du Carcinome (1).

Langstaff donne également, sous le titre de fongus hématode, l'histoire de plusieurs cas de fongus médullaires, sans se dissimuler toutefois que le nom ne correspond guère à la chose. Mais il ne considère la disposition hématodiale, que comme un des accidens de la maladie, dont la classification est à ses yeux déterminée par la condition pathologique des tumeurs externes, la lésion correspondante des organes intérieurs et ses funestes résultats (*d*). Il établit un rapproche-

---

(1) *Dict. des Sciences méd. Artic. Fongus hématode.*

ment entre le fongus médullaire et le cancer (1).

Du Fongus médullaire.

Le Fongus médullaire est, sans contredit, une des plus terribles maladies auxquelles le corps humain est exposé, et fait à la fois le désespoir du malade et du médecin. Il commence par degrés imperceptibles; sa marche est ensuite tellement perfide, je dirai presque tellement mystérieuse, que souvent le malade est déjà perdu sans ressource, avant que le danger de sa situation ait été soupçonné. L'homme de l'art en examinant une tumeur qui souvent n'est ni douloureuse, ni même incommode, se trouve dans la pénible obligation de déclarer l'indispensable nécessité d'une opération; jugement qui ne peut manquer de paraître au malade et à ses amis aussi déraisonnable que prématuré. Malheureusement, il y a plus; quand nous consultons les faits, pour

(1) *Medico chirurgical transactions, vol. 8 et 9.*

nous diriger dans notre pronostic, nous avons la douleur de ne pouvoir promettre avec sûreté un résultat heureux d'une amputation ou d'une extirpation, alors même qu'elles auraient été pratiquées de bonne heure. Mais n'anticipons point.

Il n'y a peut-être pas un organe qui soit à l'abri du fongus médullaire, le foie l'épiploon, le mésentère, sont le siège le plus ordinaire de ceux qui sont situés à l'intérieur; mais il n'attaque guére ces parties que secondairement, et plus ou moins long-temps après s'être montré à l'extérieur (*e*). On le voit naître d'emblée sur les os après une contusion ou une fracture. Il prend encore plus souvent naissance dans les muscles, dont il pénètre et altère profondément le tissu. En général, il semble avoir plus de disposition à attaquer les parties molles que les parties solides; il commence quelquefois d'emblée dans les glandes lymphatiques, plus souvent il ne les affecte que secondairement.

Le fongus médullaire se rencontre assez

généralement chez des sujets jeunes d'une constitution qu'on peut regarder à la rigueur comme scrofuleuse. Il survient souvent à la suite de quelque violence extérieure, long-temps après que les effets ordinaires d'un coup, d'une chute, d'une contusion sont dissipés. D'autres fois il naît spontanément, sans qu'aucune cause connue en ait pu déterminer la formation. Mais, dans ce premier cas comme dans le second, il est difficile de ne pas admettre une disposition constitutionnelle, qu'une circonstance extérieure n'aurait fait que développer, quoique, d'ailleurs, rien ne tende à faire soupçonner que quelque chose de fâcheux se prépare, et que même ce ne soit que long-temps après la première apparition des tumeurs, que le désordre constitutionnel se manifeste.

L'action morbide particulière qui constitue la cause prochaine du fongus médullaire, ne semble pas se propager, du moins dans tous les cas, le long des lymphatiques. En effet, lorsque dans les périodes avancées de la maladie, les glandes viennent à s'affecter, on voit que ce ne sont pas toujours celles qui correspondent aux vaisseaux lymphatiques partant de la tumeur, mais souvent d'autres glandes, situées loin du trajet de ces vaisseaux.

La durée totale de la maladie est si variable, qu'il est impossible de lui assigner des limites d'une certaine précision; tout ce qu'on peut dire, c'est qu'elle va toujours au moins à quelques mois, et peut occuper plusieurs années.

Le caractère fâcheux du fongus médullaire établit l'extrême importance de le reconnaître nettement dès sa naissance. Malheureusement, à cette époque, le diagnostic en est très-difficile, et c'est-là, sans doute, la raison pour laquelle les descriptions des auteurs, nous le représentent en général dans une état déjà fort avancé.

Lorsqu'il attaque d'emblée des organes

internes, il est désigné sous le nom générique et vague d'obstruction ; et au point actuel de nos connaissances, je pense qu'il est alors absolument impossible de déterminer sa nature. Nous sommes un peu moins malheureux, lorsque ces organes ne sont affectés que secondairement, ou que la maladie est accessible au doigt et à la vue. Dans ce dernier cas, le fongus médullaire se manifeste par une tumeur molle, ou du moins peu dure, tendue et très-élastique : d'abord égale, elle ne tarde pas à se projeter dans quelque point, sous la forme d'un mamelon ou d'un lobe un peu conique ou hémisphérique ; une seconde projection semblable vient bientôt s'ajouter à la première ; puis une troisième, et ainsi de suite, jusqu'à ce que la tumeur ait acquis un volume énorme. Les derniers lobes sont toujours plus pleins, plus élastiques que les premiers, et fournissent au toucher un caractère remarquable particulier aux affections fongueuses, celui d'une sensation trompeuse, qui en impose pour de la fluctuation.

A moins que la tumeur ne gène l'action musculaire, ou ne comprime quelque nerf, ou ne soit un obstacle au mouvement d'une articulation, ordinairement elle est long-temps indolente, et cause peu d'inconvéniens; d'autres fois, au contraire, la douleur est tellement intolérable que les malades demandent un soulagement à quelque prix que ce soit. A mesure que la tumeur augmente de volume, les veines cutanées deviennent plus apparentes; les petits vaisseaux sanguins semblent se multiplier à la surface des mamelons les plus récens, et la couleur de ceux-ci prend une teinte d'un jaune rougeâtre. Enfin, après avoir présenté, dans les points les plus anciennement développés, les symptômes d'une inflammation livide et érésypelateuse, la peau, s'ulcère, et se rompt, un fluide séreux s'écoule par de très-petits trous. De ces ouvertures agrandies, s'élèvent d'abord lentement, et ensuite d'une manière aussi rapide qu'effrayante, des fongosités rouges et saignantes ; et c'est ici le caractère secondaire, accidentel, de cette maladie, qui a engagé Hey à lui donner le nom de fongus hématode. De ces fongosités découlent, de temps à autre, une quantité souvent considérable d'un sang noir, et par intervalles, se détachent de larges lambeaux, qui quelque fois en diminuent notablement le volume, sans que pour cela le mal local soit le moins du monde amélioré. A cette époque, d'autres parties du système sont envahies, les viscères de la poitrine, de l'abdomen, surtout le foie, et la maladie prend une marche rapide. Les malades éprouvent des douleurs internes, divers accidens relatifs aux fonctions lésées; symptômes que les saignées, les vésicatoires, l'opium, la foule des médicamens appropriés ne peuvent que diminuer, soulager momentanément; mais la tumeur primitive est là pour nous servir de guide et pour nous révéler la véritable cause de ces accidens. Dès-lors, l'influence funeste du fongus médullaire sur les fonctions vitales, se manifeste par des frissons, par des maux de cœur, par le changement du teint qui devient livide, terreux, et souvent par la coloration de la peau en un jaune brillant *sui generis*. L'estomac contracte une irritabilité remarquable, il ne peut rien garder, rien digérer, le pouls s'accélère et s'affaiblit de plus en plus, il disparaît enfin ; et la mort, en terminant cette scène de souffrances, ne tarde pas à confirmer l'impuissance de l'art, avouée déjà par le plus fâcheux pronostic.

Telle est l'issue à-peu-près constante du fongus médullaire, qu'il soit abandonné à lui-même, ou combattu avec des remèdes, ou traité par l'opération. Les efforts les plus judicieusement combinés, n'ont guère eu, jusqu'à présent, pour résultat, que la confirmation de ce funeste arrêt. On trouve, à la vérité, ça et là, quelques exemples fort rares de succès permanens, obtenus par l'amputation de membres, sur lesquels on avait cru re-

reconnaître le fongus médullaire. Mais les auteurs qui les fournissent, en conservant du doute sur la vraie nature de la maladie, nous laissent par-là dans une triste incertitude.

Cette incertitude même doit déterminer le seul traitement auquel puisse se rattacher une ombre de salut, je veux dire l'extirpation, si la situation de la tumeur le permet (*f*). Le parti doit être pris de bonne heure, et à l'instant même où la maladie est reconnue; il y aurait beaucoup d'imprudence à attendre le développement complet des symptômes locaux, pour se décider à une opération qui serait pour l'ordinaire trop tardive. Un tel précepte, rigoureux sans doute, n'est que trop justifié par le caractère indomptable, et le danger trop certain de la maladie. Il est presque superflu d'ajouter que quand l'état des symptômes annonce que le mal s'est propagé à l'intérieur, la ressource proposée n'est pas admissible; il ne reste, dès-lors, au médecin, devenu simple spectateur des souffrances dont il ne peut arrêter le cours, que de chercher, du moins, à les soulager et à rendre plus supportable à son malade, le reste de sa misérable existence.

L'on atteint jusqu'à un certain point ce but par l'application des sangsues, des fomentations, des cataplasmes émolliens opiacés, par des lotions saturnines avec addition d'opium; à l'intérieur par l'administration de l'opium sous toutes les formes, de la belladone, de la jusquiame, de la laitue vireuse, et de tels autres remèdes appropriés à la nature des symptômes qui se développent occasionnellement. Quatre grains d'extrait de belladone, pris le soir, ont quelquefois réussi mieux que l'opium à calmer la violence des douleurs.

Il arrive une époque dans le traitement du fongus médullaire, où un sentiment trompeur de fluctuation dans la tumeur, peut engager le malade à désirer une incision, et le praticien à la faire. Le résultat de pareilles incisions se réduit constamment à la sortie d'un peu de sang, et le soulagement qu'on en espérait est nul, ou très-momentané. Souvent, au contraire, les progrès du mal en sont accélérés ; les plaies, loin de se réunir, s'agrandissent et laissent échapper des fongosités saignantes. Il vaut donc mieux s'en abstenir autant qu'on le peut ; à plus forte raison, ne doit-on pas songer à l'application des caustiques, ou d'une substance irritante quelconque, dans l'espoir chimérique d'obtenir une résolution qui ne peut avoir lieu.

La dissection du fongus médullaire nous le montre composé pour l'ordinaire, de trois parties distinctes : ses mailles ou cellules, son parenchyme, et les masses de sang épanchées dans son intérieur, ou répandues à sa surface. Le tissu cellulaire n'occupe qu'une très-petite place dans ce genre de tumeurs ; il y est mou, mince, offrant une demi transparence qui lui donne quelque ressemblance au cartilage.

Ses mailles sont de grandeurs très-diverses, en général plus larges dans la circonférence, plus resserrées dans le centre; elles renferment le parenchyme, ou la substance propre, dont la couleur varie du gris au plus beau blanc, mais qui, dans la plupart des cas, présente la plus grande analogie avec la substance du cerveau; elle en a non-seulement la couleur, mais la consistance et l'odeur; même elle donne au toucher la même sensation, et, traitée chimiquement, les mêmes produits. Quelquefois, cependant ce parenchyme est plus ferme, disposé en larges bandes ou feuillets comme embriqués, réunis par un tissu cellulaire aussi délié qu'une toile d'araignée; la consistance de ce parenchyme alors est telle, qu'il est sec et cassant; cette disposition s'observe dans certains fongus médullaires des os. C'est surtout dans l'intérieur des grandes cavités, sous le péritoine, les plévres, dans le foie, les poumons, les reins, le pancreas, etc., que l'on trouve la substance médullaire à l'état le plus pur, et en plus grande abondance. Les organes en sont quelquefois presqu'entièrement composés, tellement que leur tissu propre, semble avoir été transformé en celui du fongus médullaire, tandis qu'il a réellement disparu en tout ou en partie, par les deux forces réunies de la compression et de l'absorption. La substance pulpeuse du fongus médullaire est, assez ordinairement, plus ou moins mélangée avec du sang coagulé; mais c'est principalement dans ces végétations fongueuses que nous avons vu s'élever avec tant de rapidité du sein des tumeurs ulcérées, que l'on trouve ces *coagula*; ils en constituent la masse presque totale, on y voit à peine quelques parcelles de pulpe médullaire, soutenues par de larges mailles de tissu cellulaire. La présence du sang dans le fongus médullaire est due à l'érosion des vaisseaux sanguins environnants, par le procédé de l'ulcération; elle ne peut donc pas être considérée comme essentielle à la maladie (1).

---

(1) Voyez pour plusieurs traits de cette description, Charles Bell, Surgical observations etc. part. IV.

J'ai dit que le fongus médullaire se rencontrait dans tous, ou presque tous les organes. Le cœur seul ne me paraît pas susceptible de ce genre d'altération (du moins n'en existe-t-il pas d'exemple à moi connu); peut-être parce que la vie de l'individu serait incompatible avec un développement de la maladie, suffisant pour la faire reconnaître. Il n'en est pas de même de l'œil, qui en est affecté beaucoup plus qu'on ne le croit communément, puisque les maladies qu'on a décrites sous le nom de carcinomes de l'œil, n'étaient pour la plupart que des fongus médullaires. Les enfants y sont plus exposés que les adultes, et ceux-ci plus que les vieillards. Bichat dit, dans les Œuvres chirurgicales de Desault, t. 2, p. 121 : « Le carcinome de l'œil attaque
» tous les sexes, se manifeste à tous les
» âges; cependant, il semble, plus que
» les autres tumeurs de cette nature,
» s'attacher à l'enfance. L'observation l'a
» démontré à l'Hôtel-Dieu, où plus du

» tiers des malades, qu'y a opérés Desault, » étaient au-dessous de 12 ans ». Wardrop, dans son excellent Traité du fongus médullaire, sous le nom de fongus hématode, rapporte un grand nombre de cas de fongus de l'œil, la plupart chez des enfans. Sur 17 observations, 10 appartiennent à des filles, dont la plus âgée avait 12 ans, et la plus jeune 15 mois; 5 à des garçons, dont le plus âgé avait 13 ans, et le plus jeune 5; deux à des femmes de 41 et 58 ans. De ces 17 malades, chez lesquels l'extirpation a presque toujours été pratiquée, la seule femme de 58 ans a survécu; et Wardrop conserve, avec raison, du doute sur la nature de sa maladie. J'ai plusieurs fois pratiqué l'extirpation de l'œil pour des fongus médullaires, toujours sur de jeunes sujets, tant filles que garçons, jamais avec un succès permanent. L'organisation particulière de l'œil, cette réunion de membranes et d'humeurs de nature diverse, et appropriées aux fonctions de cet organe, y rendent la marche du fongus médullaire différente dans son origine de ce qu'elle est dans tous les autres. Cette marche est telle, que si elle a été bien observée dès son commencement, il ne pourra y avoir d'erreur sur la nature de la maladie. Toutes les fois que l'œil est affecté d'un fongus de nature bénigne, ou même d'un cancer, ces maladies, lors même qu'elles en occuperaient la totalité, ont toujours commencé à l'extérieur, tantôt sur la conjonctive, tantôt sur la caroncule lacrymale, ou même sur les paupières; le fongus médullaire, au contraire, tire invariablement son origine du fond du globe à l'entrée du nerf optique, et sur la rétine, quelquefois même on en suit la trace jusqu'au cerveau, dont le tissu se trouve altéré. Cette origine constante et facile à démontrer par la dissection, est à mes yeux un argument analogique très-fort, en faveur de mon opinion sur la nature nerveuse du fongus médullaire (*g*).

Les excellentes descriptions que l'on

trouve principalement dans les ouvrages de Wardrop et de Scarpa (1), sur les symptômes, la marche et la funeste issue du fongus médullaire de l'œil, me dispensent d'entrer, à cet égard, dans des détails qui ne seraient plus qu'une répétition de faits déjà bien observés. D'ailleurs en insérant dans ce Mémoire l'observation n.° 1, je crois présenter un tableau assez fidèle de la maladie. Je me contenterai de faire deux remarques qui me paraissent avoir échappé à mes prédécesseurs ; la première, c'est qu'il n'est pas toujours possible de suivre à l'œil le développement du fongus médullaire dans le fond du globe, par la raison que la cornée ne tarde pas à être frappée d'un état inflammatoire chronique, et ensuite à perdre sa transparence; la seconde, c'est qu'il est probable que lorsqu'après la rupture des membranes, la masse fongueuse se développe à

(1) Wardrop, ouvrag. cité.

Scarpa, trattato delle principali malattie degli occhi. Edizione 5.

l'extérieur, elle entraîne sur elle la conjonctive, et que c'est à la présence de cette membrane qu'est dû le phénomène d'une sorte de cicatrisation partielle, ou de dessèchement de la surface de la tumeur qu'on observe dans le cours de la maladie.

Le testicule est, après l'œil, une des parties où le fongus médullaire se manifeste le plus souvent; et il n'est pas de praticien exercé qui ne sache ce qu'on doit espérer, soit des remèdes internes ou topiques, soit de l'opération. Je doute qu'il existe une maladie plus constamment rebelle à toute espèce de traitement, et qui, après l'extirpation de l'organe affecté, offre une suite plus déplorable de symptômes fâcheux. Le célèbre professeur de Pavie en a donné dans ses leçons une exposition si fidèle, que je ne saurais mieux faire que de la citer. Callisen appelle le fongus médullaire du testicule *struma fungosa*: Scarpa lui a conservé ce nom, et dit : « La tumeur de cette espèce, le struma » fungosa du testicule s'observe surtout

» chez les jeunes gens, ou les hommes
» d'âge moyen; chez ceux qui ont la fibre
» lâche et un aspect féminin. La tumeur
» commence sans causer beaucoup d'in-
» commodité; l'engorgement commence
» tantôt dans l'épididyme, tantôt dans le
» corps du testicule, sans ou avec un sen-
» timent de pesanteur dans les lombes;
» la tumeur est lisse, ovale, arrondie,
» cédant au doigt, élastique et ressem-
» blant beaucoup à une hydrocèle. Le
» cordon est quelquefois engorgé, mais
» toujours mou et élastique. Dans ce der-
» nier degré de la maladie, il se manifeste
» des douleurs dans les lombes, qui aug-
» mentent par intervalles, surtout après
» le repas; à cette époque, si le malade
» est maigre, on aperçoit, en palpant
» l'abdomen, des tumeurs situées pro-
» fondément dans la région ombilicale,
» ou dans le trajet du côlon. Enfin à la
» violence des douleurs, et à l'insomnie, se
» joignent la fièvre lente, les sueurs noc-
» turnes, la consomption, souvent l'ascite

» ou l'anasarque, et la mort ne tarde pas
» à survenir. Dans le cadavre de ces mal-
» heureux, on trouve constamment les
» glandes lombaires, et celle de la racine
» du mésentère, converties en une énorme
» masse qui enveloppe l'aorte, et la veine
» cave, et comprime les vaisseaux envi-
» ronnants. La texture intime du testicule
» malade est molle, spongieuse, d'une
» couleur cendrée ou brune, et quelque-
» fois légèrement rougeâtre. Celle des
» masses renfermées dans l'abdomen est
» assez semblable. La circonstance la
» plus importante et la plus digne d'at-
» tention dans cette terrible maladie, c'est
» que, dans tous les cas, l'extirpation du
» testicule malade, accélère la mort de
» l'infortuné qui en est l'objet; l'expé-
» rience a démontré, en effet, que la
» masse des glandes lombaires se déve-
» loppe après l'opération, avec une vigueur
» et une rapidité étonnantes; phénomènes
» qui donneraient à croire que l'engorge-
» ment du bas ventre n'est pas le produit

» de l'absorption des vaisseaux lympha-
» tiques dans le testicule malade, mais la
» conséquence d'un mal qui s'est déve-
» loppé à-la-fois dans les lombes et dans
» cet organe ».

Tout dans ce tableau, à juger par ma propre expérience, me semble peint d'après nature; à cette différence près, que, d'après ce que j'ai vu, je suis tenté de croire que la région lombaire n'est affectée que long-temps après que le testicule a été malade.

Le fongus médullaire a très-souvent son siége dans les membres; le plus ordinairement il y naît des parties molles, soit du tissu cellulaire, soit des muscles; mais les os sont loin d'en être exempts. C'est parmi ces cas qui ont lieu sur les extrémités, qu'on croit trouver quelques exemples rares de succès par l'amputation. Le plus souvent, cependant, on voit des engorgements, tout-à-fait semblables à ceux dont on a cru délivrer les malades pour toujours, se développer dans les viscères, et amener à grands pas une mort désormais inévitable. La marche de la maladie ne diffère pas notablement lorsqu'elle attaque primitivement les os, de ce qu'elle est dans les parties molles, et ses phénomènes caractéristiques s'y développent dans l'ordre et la forme précédemment décrits. Dans tous les cas, le tissu osseux naturel n'est plus reconnaissable, et ne laisse d'autres traces de son existence, que quelques esquilles dispersées dans la tumeur, quelquefois une couche osseuse mince qui, disposée à la surface de celle-la, l'enveloppe comme dans un filet, ou enfin une portion amincie, usée d'un seul côté, conséquence probable d'une forte compression; le reste de la tumeur qui, ordinairement, prend naissance de la membrane médullaire est composé de parties d'une nature diverse; l'une ressemblera à de la graisse jaune, l'autre à la substance du cerveau, une troisième sera du sang coagulé, renfermant du serum dans ses interstices; d'autres parties blanches auront la consistance du cartilage, mais plus ordinairement seront molles et spongieuses (1).

Après un tableau général du fongus médullaire, j'en ai signalé les espèces qui se rencontrent le plus fréquemment, et les seules qui, quelquefois, offrent une dernière ressource dans l'opération. Ceci me paraît suffire pour établir la distinction que j'ai en vue d'établir. Poursuivre l'histoire de cette redoutable maladie dans tous les organes intérieurs où elle a été observée, serait dépasser les bornes que j'ai dû me prescrire, et grossir ce mémoire sans nécessité.

L'opinion qui fait du fongus médullaire une variété du cancer, comme l'indiquent les noms de cancer mou, carcinome médullaire, etc., par lesquels plusieurs auteurs l'ont désigné, m'engage à établir ici, dans un parallèle rapide, les différences et les

---

(1) V. Astey Cooper, mémoire sur l'exostose qui, sous le titre d'exostose spongieuse, donne l'histoire du fongus médullaire des os.

rapports de ces deux terribles maladies, qui sont loin d'être identiques.

Certes, si une marche funeste, destructive, rebelle à tous les remèdes, si des tumeurs et des ulcères du plus mauvais caractère et de l'aspect le plus repoussant, suffisaient pour caractériser une affection cancéreuse, les droits du fongus médullaire à cette classe nosologique, ne seraient que trop bien fondés. Mais :

1.° Nous trouvons dans la structure pathologique des parties affectées, un guide certain, et qui nous dévoile des différences sur lesquelles il n'est guère possible de se tromper. Quel rapport, en effet, peut-on établir entre ce tissu fibreux, lardacé, dur, incompressible qui constitue le squirrhe, ou la base de l'ulcère cancéreux, et cette substance pulpeuse, cérébriforme, élastique et presque fluctuante que nous avons vu former le caractère distinctif du fongus médullaire?

2.° La marche locale des deux maladies ne fournit pas des caractères différentiels moins sensibles ; le fongus médullaire comme le cancer détruit, il est vrai, les parties avec lesquelles il est en contact; mais celui-ci a, pour précurseur de ses ravages, le squirrhe, qui confond en une masse homogène les tissus qu'il trouve sur son passage, quelque différente que soit leur organisation naturelle. Celui-là plus circonscrit, mieux séparé par une enveloppe cellulaire, semble plutôt détruire, en s'insinuant dans les parties, les divisant et les comprimant.

3.° Le fongus médullaire, comme le cancer, présente quelquefois le phénomène d'une diminution spontanée, espoir trompeur d'une guérison toujours vainement attendue; mais tandis que le premier tombe, pour ainsi dire, en lambeaux, par la séparation de larges escarres molles et putrides, les bords de l'ulcère cancéreux se couvrent souvent d'une pellicule fine, d'une cicatrice trompeuse, tout en restant durs et douloureux, la tumeur subjacente est peu à peu absorbée, disparaît même presqu'entièrement, en même temps que la peau voisine devient tuberculeuse maroquinée, contracte une dureté de pierre, dureté qui s'étend de proche en proche, et (lorsque le mal est au sein par exemple) finit par rendre les parois de la poitrine semblables à une cuirasse, sous laquelle les mouvemens de la respiration deviennent de plus en plus gênés. A ces caractères qui suffiraient déjà, j'ajouterai que non-seulement le fongus médullaire attaque tous les organes où le cancer se manifeste, mais encore plusieurs autres, dans lesquels, jusqu'à présent, on n'a pas reconnu de véritable squirre, tels sont les poumons, le foie la rate, le cerveau, etc. Enfin, le cancer est, en général, une maladie des personnes âgées, le fongus médullaire, au contraire, est plutôt celle de l'enfance et de la jeunesse. Il y a, sans doute, des exceptions de part et d'autres, mais la proposition ne s'en trouve pas moins établie sur le plus grand nombre des faits.

Quelques auteurs ont encore rapporté,

aux scrophules, des cas de fongus médullaire. Sans doute que quelque analogie dans la constitution des malades et dans l'apparence des tumeurs scrophuleuses, a pu donner lieu à cette erreur ; mais les tumeurs scrophuleuses, appartenant à des glandes dures, engorgées, et renfermant ensuite une matière caséeuse, produit de leur désorganisation, ne s'auraient être confondues avec les tumeurs molles, élastiques, pulpeuses, qui constituent le fongus médullaire. En outre, les phénomènes de l'ulcération diffèrent totalement, et, certes, on ne voit jamais rien dans les scrophules d'analogue aux fongosités saignantes, à l'écoulement ichoreux, abondant et fétide, conséquences de l'ulcération du fongus médullaire. Enfin le fongus médullaire marche assez rapidement et invariablement vers une terminaison funeste, le danger est incomparablement moindre dans les affections scrophuleuses.

On peut, d'ailleurs, appliquer au fongus médullaire, en particulier, une remarque générale. C'est qu'on en trouverait des exemples plus nombreux à la fois, et mieux déterminés, si, dès long-temps, on eût été averti, et comme prévenu sur l'objet de la recherche.

Il me reste maintenant à donner l'histoire de quelques cas extraits, soit de ma pratique, soit de quelques uns des ouvrages modernes qui ont le mieux fait connaître la maladie, et que j'ai choisis comme des tableaux fidèles et confirmatifs de ce qu'on vient de lire dans la première partie de ce Mémoire.

Première observation.

Parmi le grand nombre de cas du fongus médullaire de l'œil, que rapporte Wardrop (ouvrage cité). J'ai choisi le suivant, comme représentant la maladie à deux époques différentes de son existence, et donnant, en même temps, une idée nette de son origine nerveuse.

L'enfant E. L., était âgé de neuf mois,

lorsque la maladie commença dans l'œil gauche. Cet œil n'était pas enflammé, mais vasculaire et un peu plus gros que l'autre. L'iris était sillonné de vaisseaux rouges, la pupille très-grande et immobile; la retine ressemblait à une plaque d'argent concave, placée au fond du globe; la vue de ce côté était anéantie; l'enfant souffrait peu ou point, et paraissait, d'ailleurs, jouir d'une bonne santé. A l'âge de 15 mois, l'œil droit commença à être attaqué à son tour, et bientôt présenta les mêmes phénomènes que le gauche. Celui-ci, alors, avait subi des changemens bien remarquables. Le crystallin opaque avait quitté sa place, était tombé dans la partie la plus basse de l'humeur vitrée; cet œil qui était devenu très-irritable, grossit tout-à-coup, trois mois avant la mort, et commença à s'avancer entre les paupières sous la forme d'une masse rouge, qui finit par acquérir le volume d'une grosse pomme. Dix semaines après, l'enfant tomba dans un état de stupeur, interrompu de temps en temps par des cris ; puis il fût pris de convulsions et expira dans un des accès.

M. Saunders, l'auteur de l'observation, avait examiné l'œil droit peu de jours avant la mort et observé, que ce qui avait eu d'abord l'apparence d'une plaque métallique à la place de la cornée, avait paru s'avancer jusques derrière l'iris, s'appliquer à cette membrane ; présentant ainsi au travers d'une pupille dilatée, l'aspect d'une cataracte blanche. Tout ceci, cependant, n'était qu'une illusion, puisque le crystallin tout-à-fait transparent était encore à sa place.

La tumeur de l'œil gauche, coupée en différentes directions, parut consister en une masse dure fibreuse et vasculaire. On ne put retrouver nulle part de trace de l'organisation de l'œil. La tête ouverte permit de reconnaître que la maladie avait cheminé le long du nerf optique, jusqu'à son entrecroisement ; que ces parties avaient été converties en une masse sanguine, trop molle pour être analysée avec le couteau, et qui se fondait, pour ainsi dire, entre les doigts, quoique l'examen en fût fait très-peu de temps après la mort. Les ventricules du cerveau étaient remarquablement dilatés, et pleins de sérosité.

Dans l'œil droit, on trouva la rétine entièrement changée en une masse médullaire, flottante, libre de partout dans la chambre postérieure, et n'ayant d'adhérence qu'au nerf optique : ce nerf, d'ailleurs, paraissait sain : la choroïde était beaucoup plus mince que dans l'état ordinaire, et séparée de la sclérotique par un fluide glaireux et opaque.

Seconde observation.

Il y a près de trois ans que j'ai cru avoir un fongus médullaire de l'œil à traiter, ou plutôt à observer. Un jeune homme de vingt et quelques années passa successivement par tous les degrés possibles d'inflammation et de douleur de cet organe ;

je ne le vis que plus de deux mois après l'invasion de la maladie. Alors, l'œil était entièrement défiguré, d'un volume énorme, présentant un amas de mamelons rouges, au centre desquels une escarre noire indiquait la place de la cornée transparente; la paupière inférieure était tout-à-fait cachée par la saillie de ce corps spongieux; de temps en temps une hémorragie spontanée d'un ou de plusieurs mamelons diminuait momentanément les douleurs. J'avoue que j'étais fort incertain sur la convenance de l'extirpation, dans mon doute, je renvoyais d'un jour à l'autre, et en attendant je fis appliquer un cataplasme fait uniquement de fleurs et de feuilles de mauves, avec quelques grains d'opium. Cette application, est la seule qui ait réussi à calmer les douleurs, et à rendre l'état du malade supportable. Je ne fis aucune scarification; des sangsues furent appliquées à diverses reprises autour de la tumeur, et le tartre stibié administré trois ou quatre fois; mais c'est très-certainement sous l'influence du cataplasme que la maladie prît un caractère satisfaisant. Un jour il me parut que la masse mamelonnée diminuait; bientôt il ne me resta plus de doute sur son affaissement. Sans aucune rupture d'abcès à moi connue, cet œil désorganisé, s'est insensiblement réduit à un petit tubercule rouge, non douloureux, que les paupières recouvrent entièrement, et qui pourra supporter l'application d'un œil d'émail. Quel nom donner à cette maladie, et comment se gârer de l'erreur qui pouvait la faire prendre pour un fongus médulaire.

Troisième observation.

M. St... de Basle, âgé d'environ 18 ans, ayant habité pendant quelques mois une chambre humide et fraîchement blanchie, s'aperçut d'une augmentation de volume du testicule droit. En dépit d'un grand nombre d'application résolutives, cet organe acquit, au bout de moins d'une année, un volume énorme , c'est-à-dire celui de la tête d'un fœtus de sept mois. Son poids malgré un suspensoir, etait devenu insupportable; le cordon non engorgé était tiraillé, et indépendamment de douleurs lancinantes et fugitives dans le centre de la tumeur, il en éprouvait, par fois, d'assez vives dans la région lombaire du même côté. Cette tumeur qui offrait peu de dureté, était ovoïde et assez égale dans sa circonférence. La marche croissante, et plus encore la violence des douleurs firent vivement désirer au malade l'opération que je pratiquai dans le 5 septembre 1809. Mettant d'abord le cordon à nud, je le coupai et j'en liai séparément les vaisseaux sanguins. Je disséquai ensuite le testicule malade avec la plus grande commodité, la douleur étant tout-à-fait supportable ; je conservai toute la peau qui, d'abord après l'opération, était assez revenue sur elle même pour pouvoir être presque réunie par première intention.

Le testicule et l'épididyme étaient confondus en une masse d'une substance gélatineuse transparente par places ; d'un blanc grisâtre et pulpeuse dans d'autres, ne présentant nulle part les tubercules durs, lardacés, traversés par des stries blanches, qui caractérisent le squirre.

La guérison de M. S..., chemina assez rapidement, pour qu'au bout d'une vingtaine de jours, il pût retourner dans le le Canton de Vaud reprendre ses occupations commerciales.

Six mois après il m'écrivit pour m'apprendre qu'il éprouvait de la gêne dans le bas ventre, et quelquefois des douleurs. La ciguë, le calomel, les sucs d'herbes, l'exercice du cheval, etc., n'empêchèrent pas l'engorgement d'aller en augmentant, et moins d'une année après l'opération, le malade était atteint d'une fièvre lente, accompagnée d'une maigreur remarquable, et d'un développement du bas ventre, semblable à celui qui aurait eu lieu dans l'ascite. La fluctuation devint même si manifeste, que je fis deux fois la ponction, mais sans pouvoir jamais extraire que quelques tasses d'une sérosité fortement teinte en rouge. Après chaque ponction, le malade fut soulagé pendant de trop courts instans, de l'oppression et de l'angoisse qui le tourmentaient. Il languit de la sorte, près de deux mois, et enfin succomba dans un état de marasme complet.

Examen du cadavre.

Le testicule gauche ne présentait aucune altération; il en était de même de la place jadis occupée par le droit; tout dans cette région annonçait une guérison sans récidive. A l'ouverture de l'abdomen, il s'écoula trois ou quatre livres d'une sérosité sanguinolente, répandue dans les interstices d'une tumeur énorme, qui, à elle seule paraissait remplir toute cette cavité, refoulant d'une part, dans le bassin, les intestins grèles, de l'autre, sous le diaphragme, le foie, l'estomac, la portion transverse du colon et l'épiploon. Cette masse était entièrement composée d'une matière pulpeuse, généralement grisâtre, blanche dans quelques places; présentant la consistance, la couleur, l'odeur, en un mot toutes les qualités physiques de la substance cendrée du cerveau; des caillots sanguins étaient parsemés dans son intérieur, et une décomposition plus avancée se faisait remarquer dans quelques points. Il me parut que cette tumeur tirait son origine des glandes du mésentère, ce que je suis loin cependant d'affirmer, le désordre des parties et l'extrême mollesse de la tumeur n'ayant pas permis une dissection exacte (*h*).

Quatrième observation.

En 1812, je fus appelé à Nismes auprès de M. V., c'était un homme d'environ 30 ans, maigre, d'un tempéramment mélancolique, irritable; il était affecté d'un engorgement du testicule gauche, qui avait le volume de la tête d'un fœtus à terme. Cette tumeur avait présenté quelques mois auparavant, un caractère de fluctuation assez marqué, pour qu'on y eût pratiqué une ponction : cette opération n'avait donné issue qu'à quelques goutes de sang, et n'avait été suivie d'aucun accident. Le cordon spermatique paraissait sain. Le malade était tourmenté, non-seulement par le poids excessif de cette tumeur, mais encore par des douleurs qui partaient du centre de ce testicule dégénéré, et rayonnaient jusques dans les lombes. J'en fis l'extirpation dans le mois de juin 1812, en suivant un procédé semblable à celui du cas précédent. A la place du testicule et de l'épididyme, on voyait une masse irrégulière formée de mamelons d'une gelée plus ou moins transparente, assez semblable à la substance du cerveau dans quelques endroits, et renfermant dans son centre, un corps ovoïde tout-à-fait circonscript, beaucoup plus dur que le reste, ayant quelque ressemblance avec de la couenne durcie, sans organisation apparente.

Deux heures après l'opération, il survint une hémorragie qui obligea à défaire l'appareil, une artère du dartos fut liée, et le sang ne reparut plus. La guérison chemina ensuite rapidement et sans accidens remarquables. Mais depuis l'instant de la cicatrisation de la plaie, M. V. jouit à peine pendant quinze jours d'une bonne santé. Malgré les vésicatoires, les sangsues, le lait d'ânesse, l'exercice, l'opium, et successivement les remèdes fondans, diurétiques, altérans, les mieux indiqués, on ne put réussir à soulager cet infortuné, de douleurs constantes et souvent atroces dans les régions lombaire et épigastrique. Ces douleurs qui gagnaient tous les jours en intensité et en permanence, ont précédé un engorgement, qui a insensiblement occupé tout le bas ventre et qui donnait l'idée d'une hydropisie ascite, sans cependant en avoir le caractère net de fluctuation. Enfin, au bout de 10 mois,

M. V. en proie à une fièvre hectique, avec diarrhée colliquative, succomba, épuisé par ses longues souffrances. J'ai appris que malgré mon instante requête on avait refusé l'ouverture du cadavre (*k*).

Cinquième observation.

M. V. fut affecté en 1793 d'une maladie vénérienne qui fut traitée par des frictions; peu de temps après, il devint sourd des deux oreilles, très-probablement en conséquence de quelque exostoses dans la caisse ou le labyrinthe, car il en avait de petites, fort douloureuses sur divers points de la surface du crâne. Il subit un second traitement mercuriel, qui le guérit des exostoses visibles, mais non de la surdité. En 1795, il se fractura le col de l'humerus; cette fracture se guérit dans le temps ordinaire, mais dès-lors l'articulation de l'épaule ne fut jamais exempte de douleurs, et elle ne recouvra jamais l'entière liberté de ses mouvemens. Au bout de six mois, on s'aperçut qu'il y avait du gonflement à cette épaule, et que le bras ne se mouvait qu'avec beaucoup de douleur. Localement, les sangsues, les vésicatoires, les applications de toute espèce; intérieurement tous les antisyphilitiques, tous les altérans qu'on pût croire indiqués, furent prodigués sans aucune espèce de succès. L'opium seul réussit pendant cette longue maladie, à suspendre momentanément la violence des douleurs. A mesure que la tumeur augmentait, le bras perdait la faculté de se mouvoir. Jusqu'à ce qu'enfin l'extrémité toute entière, excessivement œdémaciée, fût réduite à un état complet de paralysie. Dans les derniers périodes de sa vie, la tumeur avait acquis un volume énorme, à-peu-près égale au triple de celui de la tête, et présentait un sphéroïde, qui embrassait et comprimait la poitrine devant et derrière, du côté gauche. Sa surface lisse, assez égale, était sillonnée par des vaisseaux variqueux, qui imprimaient une rainure profonde, sans s'élever au-dessus du niveau de la peau; l'avant-bras et la main, forcément éloignés du corps, reposaient sur des coussins; le moindre mouvement qu'on leur imprimait, déterminait dans le centre de la tumeur, des douleurs intolérables. Le malade mourut dans un état de fièvre lente, avant la rupture de sa tumeur, sur laquelle il ne permit de faire, ni incisions ni piqûres, ni application caustique d'aucune espèce, et il eut raison!

La dissection de la tumeur mit en évidence une masse composée d'une substance d'un assez beau blanc, un peu moins solide et plus onctueuse que du suif, disposée en écailles, ou disques de la grandeur de 3 à 6 francs, convexes du côté qui correspondait à la peau, concaves du côté du centre; posés les uns sur les autres, et réunis par un tissu cellulaire d'une transparence et d'une ténuité extrêmes; tous les muscles de la poitrine, de l'épaule et du bras correspondant à cette tumeur étaient, ou détruits, ou réduits à l'état d'une membrane presque blanchâtre, présentant à peine le caractère musculaire, et repoussée à la surface. La substance osseuse avait également disparu dans le tiers supérieur de l'humérus, la face glénoïdale de l'omoplate, les apophyses coracoïde, acromion et une partie de la clavicule, et était remplacée par la substance médullaire; les limites entre ces parties et l'os resté sain, étaient marquées par les inégalités qu'on observe dans la carie. Il n'y avait pas de rupture dans les vaisseaux axillaires. Mes notes ne disent rien sur le plexus brachial; sans doute le désordre produit par l'étendue et l'ancienneté de la maladie eût rendu toute recherche à cet égard difficile et minutieuse, mais je suis fort tenté de croire, que si la dissection eût été dirigée, d'après l'importante idée de bien connaître le rapport de la tumeur avec les nerfs voisins, on eût très-probablement trouvé dans ceux-ci quelque altération capable de répandre de la lumière sur cette singulière maladie. Il ne me fut pas permis de faire l'ouverture des grandes cavités.

Sixième observation.

J'ai été appelé en 1803 à donner des soins à un jeune homme de 18 ans, qui portait un fongus médullaire sur l'épaule gauche. Quand je le vis, pour la première fois, la tumeur occupait déjà toute la partie supérieure de l'omoplate, l'articulation du bras avec l'épaule, et une partie assez étendue du grand pectoral. Son volume était supérieur à celui de la tête, et ce volume énorme, elle l'avait acquis en peu de tems. Sa surface était rendue inégale par des mamelons nombreux, de grandeur variée, très-mous dans quelques endroits, passablement durs ailleurs, sur la surface desquels rampaient un grand nombre de veines variqueuses. On y sentait quelquefois des battemens communiqués par l'artère axillaire comprimée, et une demi-fluctuation, qui, réunie à cette pulsation remarquable, me donna l'idée que ce que je croyais être un fongus médullaire, pourrait bien être un anévrisme. Enfin, quelques-uns des mamelons s'ulcérèrent, et je fus bientôt appelé, pour arrêter par la compression des hémorragies inquiétantes. A la suite d'une de ces hémorragies, la tumeur s'ouvrit d'une manière plus décidée, plus étendue dans sa partie postérieure, et il sortit de cette ouverture, un fongus noirâtre, saignant. Bientôt toutes les fonctions se dérangèrent successivement et le malade mourut dans un état de marasme.

La tumeur pulpeuse et cérébriforme dans sa plus grande étendue présentait çà et là, des portions plus dures, et des cavités remplies de sang coagulé. Les portions de l'omoplate, des côtes, de l'humérus qu'elle enveloppait étaient détruites et absorbées en partie. L'artère axillaire était saine, mais la décomposition des parties, la fétidité qu'elles exhalaient, et le peu de tems que j'avais alors à ma disposition, m'empêchèrent de pousser la dissection plus loin, et de m'assurer de l'état des nerfs et des veines; les mêmes raisons s'opposèrent à ce que j'examinasse les grandes cavités.

Septième observation.

Je fus demandé en 1804 pour voir une demoiselle d'environ 28 à 30 ans, bien réglée et ayant jusqu'alors joui d'une bonne santé. Elle me montra une tumeur qu'elle portait sur la clavicule droite, et qui avait paru depuis un an, sans qu'on pût attribuer sa naissance à aucune cause connue. Cette tumeur, du volume d'une grosse orange, occupait la partie moyenne de la clavicule, s'avançait autant sur le cou que sur la poitrine; elle était mamelonée, sans changement de couleur à la peau, couverte de quelques veines variqueuses, élastique, et présentant par place une sensation obscure de fluctuation. Habituellement indolente, elle causait par fois de vives douleurs, que d'après le récit de la malade, on aurait comparées à celles du tic douloureux : quoiqu'assez mobile, elle semblait s'étendre sous la clavicule; cet os, manié partout où il était accessible, ne laissait apercevoir aucune altération. J'avais déjà vu des tumeurs de cette nature, et je venais de lire l'ouvrage de M. Hey; je prononçai qu'il fallait respecter celle-ci, n'y appliquer aucune espèce d'emplâtres ou de cataplasmes, et se garder encore davantage d'en tenter ou l'extirpation ou la destruction par les caustiques. Mon opinion qui ne laissait pas entrevoir de guérison, ne fut du goût ni de la malade, ni de ses amis. On s'adressa à un autre Chirurgien qui, moins timide que moi, ne balança pas à appliquer sur le centre de ce fongus médullaire un grand morceau de potasse caustique. Dès-lors je ne revis plus cette malheureuse fille, mais ensuite, j'appris qu'elle était morte, après avoir passé par toutes les phases du fongus médullaire le plus malin, et qu'à l'examen du cadavre on avait trouvé la clavicule cariée et détruite dans une grande étendue, ainsi que les côtes supérieures. Le poumon lui-même participait à la maladie.

Huitième observation.

La femme Rossier cuisinière chez madame P. C. agée de 49 ans, essaye de rompre un morceau de bois sur son genou; elle y fait une forte contusion: dès-lors engorgement, tumeur, douleur; je ne suis appelé à la voir que quatre mois après l'accident, et je trouve une tumeur dure, circonscripte, sans changement de couleur à la peau, entourant l'articulation supérieure du peroné et du tibia. Sangsues, fomentations résolutives, fumigations de vinaigre, remèdes internes altérans, tout fut inutilement mis en usage. Je parlai d'une application de potasse caustique. Dès le lendemain de ma proposition, on me fit dire de ne pas revenir. Au bout de six semaines la femme Rossier me fait redemander; elle me montre, non la tumeur que je viens de décrire, mais un genou qui avait acquis un volume énorme, au moins égal à la partie supérieure de la cuisse, mameloné, et comme entouré d'un grand nombre de petites tumeurs; offrant au toucher le sentiment d'une fluctuation profonde et obscure. La malade avait encore la faculté de fléchir et d'étendre la jambe, mais dans une très-petite étendue. Elle avait de la toux, une fièvre continue, peu d'appétit, et un sommeil irrégulier. Par fois seulement des douleurs violentes dans différens points de la tumeur. Depuis l'instant où elle m'avait quitté, elle s'était livrée à un empyrique, et c'est sous l'influence de ses remèdes que la maladie avait fait les progrès dont je viens de rendre compte, progrès qui très-probablement eussent été les mêmes sous l'action de remèdes que lui aurait administré le médecin le plus judicieux. Je trouvai là, une maladie organique, à laquelle dès-lors je n'espérai pas de pouvoir apporter quelque remède. Cependant je demandai une consultation, et je réunis auprès de la malade deux Médecins et deux Chirurgiens. Le résultat de notre conférence fut d'appliquer une traînée de potasse caustique sur le lieu le plus fluctuant de la tumeur, et de faire prendre intérieurement l'assa fœtida et l'acide phosphorique...... Tout fut fait avec soin et persévérance. Quand l'escarre fut tombée je plongeai un bistouri dans la playe, à deux pouces de profondeur. Il ne vint que quelques gouttes de sang de cette incision. Je répétai cette opération dans une autre place avec le même résultat. Mes soupçons sur l'existence d'un fongus médullaire, se changèrent dès ce moment en certitude. Deux jours après, les mêmes consultans furent de nouveau convoqués. Je portai devant eux mon bistouri à trois pouces de profondeur, de l'autre côté du genou, dans un mamelon qui offrait les signes de fluctuation les plus marqués, et comme cela avait eu lieu deux jours auparavant, il ne vint que quelques gouttes de sang de cette incision. Dès cet instant, l'amputation fut regardée comme le seul moyen de conserver la vie à cette femme. Sans doute on devait peu compter sur cette triste ressource; mais elle était unique. On la proposa à la malade le vendredi 30 Décembre 1808; elle l'accepta. Dans ce moment sa respiration était courte, gênée, le pouls était à 120, la face plombée, et l'émaciation extrême. Je fis l'amputation en conservant assez de peau pour recouvrir le moignon, un peu au-dessus du milieu de la cuisse. Comme il y avait dans cette partie beaucoup d'œdème et d'infiltration, il s'écoula presqu'autant d'eau que de sang. Après avoir lié les artères, j'appliquai la peau sur le moignon, et formant de ses bords une plaie longitudinale, je maintins ces parties réunies avec des agglutinatifs, etc... La malade prit une potion calmante; elle souffrit peu de la cuisse amputée, mais l'oppression augmenta, et le premier Janvier 1809, elle mourut dans l'après-midi, sans que, depuis l'opération, il y eût eu d'accident, ni d'hémorragie au moignon.

Examen des parties malades.

Le genou amputé était composé d'une masse énorme de petites tumeurs, d'une graisse couenneuse par places, et parsemée de stries blanches et molles, variant de couleur du jaune au gris, du gris au blanc, dans d'autres places ressemblant à la moelle, à de la gelée transparente, à la substance du cerveau; dans une grande étendue les matières étaient tellement dissoutes, tellement confondues, qu'on n'y trouvait plus qu'un putrilage d'une grande fétidité, et d'une couleur marbrée très-foncée. Le bas du fémur était dénudé du périoste, et corrodé; le haut du tibia et du peroné était ramolli et carié et néanmoins les cartilages articulaires étaient sains, la rotule mobile, et les mouvemens de l'articulation conservés. Les tumeurs graisseuses ou médullaires s'étendaient en digitations dans l'intervalle des muscles, jusques à près d'un pouce du lieu où les chairs avaient été amputées. La cause de la mort se trouva dans la poitrine. Les deux poumons étaient farcis, pour ainsi dire, de tumeurs d'un blanc grisâtre, dont les plus petites étaient comme des pois, et les plus grosses comme des œufs de poule, composées d'une substance molle pulpeuse, d'odeur et de consistance semblables à celle du cerveau; ces tumeurs étaient répandues dans les poumons des deux côtés, en telle quantité, qu'il fut difficile de comprendre comment les organes qui les contenaient avaient pu s'acquitter aussi long-temps de leur importante fonction.

Neuvième observation.

Un nommé Clément de St Claude vint me consulter en Janvier 1807, pour une tumeur qui remplissait les fosses nazales, gonflait, outre mesure, les ailes du nez, et ressortait d'un demi pouce au moins par les narines. Je regardai cette tumeur purulente, saignante, fétide comme un amas de polypes vésiculaires dégénérés. Le malade avait le plus grand désir d'être délivré de cette dégoûtante maladie, principalement à cause des affreux maux de tête qu'il éprouvait depuis quelques semaines. Je n'eus pas grande peine à nettoyer les fosses nazales de cette tumeur, qui, en conséquence de sa mollesse, aurait pu s'ôter, pour ainsi dire, avec une cuiller ou une curette, la cloison étant détruite. Le résultat de cette opération fut une respiration facile par le nez, dont le malade ne jouit pas long-temps, parce qu'une hémorragie assez forte m'obligea à le tamponner. Il n'y eut pas moyen d'examiner la nature des tumeurs extraites des fosses nazales. La fétidité et la décomposition de ces parties m'ôtèrent la possibilité de faire cet examen.

Tout-à-coup, au bout de deux jours, ce malade devint tout-à-fait sourd, et bientôt après tomba dans un état comateux, qui dura 48 heures, et se termina par la mort.

A l'examen des parties affectées, je trouvai toute la membrane pituitaire ulcérée, et les sinus frontaux, maxillaires et sphénoïdaux, remplis de la même matière médullaire putride que j'avais extraite des parties accessibles à mes instrumens. Tout l'ethmoïde avait disparu, et à la place de la table criblée se trouvait un prolongement du fongus, qui se continuait avec la partie antérieure des lobes du cerveau, altérés dans une étendue au moins d'un pouce dans tous les sens et séparés des méninges par une couche assez considérable d'un pus épais et fétide, qui s'étendait sur la base du crâne, jusques vers le cervelet, et baignait d'une manière particulière les nerfs de la 7.e paire. Les masses de la première paire avaient disparu. Le ventricule droit était plein d'eau, et revêtu d'une couche de pus.

Comment décider si le cerveau dans sa partie altérée faisait partie du fongus, ou avait été frappé simplement d'une inflammation qui se serait terminée par suppuration ? Peut-être quelques lecteurs ne verront-ils ici que l'histoire d'un polype très-mou, d'une simple suppuration du cerveau ? Mon avis est qu'il n'est pas facile de décider, mais que le fait est assez remarquable pour mériter de trouver place dans ce mémoire.

Dixième obsersation.

La malade qui fait le sujet de l'observation suivante, ayant fort bien guéri de l'opération au moyen de laquelle je la délivrai d'un sein de deux pieds de circonférence, et étant aujourd'hui dans un état de santé parfaite, je donne avec doute l'histoire de sa maladie, sous le nom de fongus médullaire.

Le sein droit de la femme Richardet avait acquis lentement et dans l'espace de plusieurs années ce volume énorme ; il était plus incommode par son poids, que par quelques douleurs lancinantes, rares, et supportables. La santé générale de la malade n'était pas altérée d'une manière sensible, elle était encore réglée, et dans les dispositions les plus favorables à l'opération, que je pratiquai le 15 Juin 1809.

Deux incisions semi-lunaires, qui renfermaient le mamelon, et qui ne laissaient que la quantité de peau nécessaire pour réunir par première intention, me donnèrent une grande facilité pour disséquer cette énorme masse, et pour arriver assez promptement sur le grand pectoral, et bientôt mettre la tumeur tout-à-fait à bas. La réunion des lèvres de la plaie, après la ligature de quelques artères, fut assez exacte : cependant la cicatrisation ne fut complète que trois semaines après.

Le sein amputé me présenta le mélange le plus extraordinaire et le plus rare de tous les genres d'altérations; par place des tumeurs ovoïdes blanches, dures, traversées par des lignes plus blanches encore ; la vraie matière du squirre, ailleurs des parties gélatineuses transparentes, à côté un tissu spongieux, rougeâtre, plus loin une substance aussi médullaire que les apparences peuvent l'indiquer, enfin deux kistes remplis d'une liqueur brune foncée.

Onzième observation.

L'observation suivante extraite de l'ouvrage de M. Charles Bell, intitulé : *Surgical observations, part. IV.*, m'a semblé particulièrement digne d'être rapportée ici, en tant qu'elle offre un exemple frappant de l'origine nerveuse du fongus médullaire.

Un homme tombant du flanc d'un navire, fut accroché par le jarret, sur un fer saillant en dehors, et en reçut une contusion très-forte, dont il souffrit d'abord beaucoup, mais qui bientôt cependant parut entièrement guérie. Quelque tems après, il survint au pied une douleur que le malade supporta long-tems sans se plaindre, n'espérant pas exciter par-là beaucoup de compassion; cette douleur ressemblait à une vive brûlure, sans qu'il fût possible d'apercevoir, ni gonflement, ni le plus léger changement à la peau; cette douleur continua à augmenter chaque jour, tellement que cet homme rendu incapable de tout travail, et inquiet sur son état, se détermina à chercher du soulagement dans un hôpital. Il y subit un traitement mercuriel, et en sortit comme il y était entré. La continuité de ses souffrances l'y ramena au bout de peu de mois. Un second traitement mercuriel, plus long et plus énergique que le premier, n'eut pas plus de succès. Il y avait alors deux ans que le mal avait commencé, et le malade était atteint de fièvre lente, et dans un marasme complet. Tel est le détail que j'en obtins quand je le vis pour la première fois. Il continuait à souffrir horriblement dans la plante du pied; il me raconta qu'il éprouvait aussi un singulier engourdissement dans la jambe, quand il s'asseyait. Réfléchissant à cette circonstance, qui pouvait me servir de guide dans l'explication du principal symptôme de la maladie, j'examinai la partie postérieure du membre, et je découvris dans le jarret, une tumeur, qui pressée ne causait pas de douleur, mais plutôt un sentiment d'engourdissement piquant, du haut en bas de la jambe. Cette tumeur était très-dure, et je conjecturai que le nerf poplité en était fortement comprimé, et que l'irritation qui en résultait, était rapportée, dans la sensation du malade, aux dernières distributions de ce nerf. Je pensai un moment à une opération, mais je rejetai bientôt cette idée, en considérant l'état déplorable de ce pauvre homme, qui alors ne souffrait plus qu'indirectement, pour ainsi dire, de la maladie de la jambe, et dont la mort ne pouvait guère être retardée par la soustraction de la cause première de ses maux. Je conservai néanmoins l'espérance de lui rendre quelques forces, mais moins d'une semaine après ma première visite il mourut.

On ne me permit pas l'examen des grandes cavités du cadavre. En disséquant le membre affecté, je trouvai sous l'aponévrose, une tumeur à environ trois pouces plus haut que la place où est ordinairement l'anévrisme poplité, quelques nerfs d'une blancheur remarquable rampaient à sa surface. En suivant le trajet du nerf sacro-sciatique, je reconnus d'abord qu'il pénétrait la substance de la tumeur, mais par une dissection plus minutieuse je vis que le nerf péronéen lui était simplement uni, tandis que le nerf tibial se confondait réellement avec elle. Une section longitudinale présentait cette tumeur comme un fort gros ganglion du nerf tibial. On pouvait à peine suivre le névrilème dans son intérieur, et les divers faisceaux étaient séparés par une substance onctueuse, ressemblant à de la moelle. Une expérience plus consommée me fait reconnaître aujourd'hui dans cette tumeur la matière qui constitue l'espèce de cancer qui nous occupe, (fongus médullaire).

Douzième observation.

J'ai dernièrement appris de vive voix, d'un de mes collègues, l'observation suivante. Elle me paraît d'un intérêt trop grand pour que je n'aye pas l'espérance qu'il la publiera avec tous les détails que lui seul peut donner. Il fut appelé dernièrement à extirper l'œil fongueux d'une jeune fille de six à neuf ans : il avait suivi la marche de la maladie, et observé que l'iris avait présenté une altération remarquable avant qu'aucune autre partie de l'œil fût affectée. Dans l'examen des parties extirpées, il crut retrouver occupant une grande étendue de la tumeur, le ganglion de Meckel, grossi prodigieusement, et conservant cependant son apparence nerveuse; le nerf optique paraissait sain. L'enfant guérit fort vite de cette opération, mais peu de mois après, la maladie reparut, en commençant tout-à-fait au fond de l'œil, et fit des progrès avec une rapidité effrayante: la tumeur avait dépassé les paupières, lorsque mon collègue se décida à faire une seconde extirpation; il la pratiqua de manière à ne rien laisser dans l'orbite qu'il put croire devoir donner lieu à une troisième répullulation, il coupa le nerf optique, aussi loin que le trou optique permit à son instrument d'arriver; il rugina tellement la cavité orbitaire, qu'il mit en évidence les fentes maxillaire et sphénoïdale. Ce qui parut hors de doute à cette seconde opération, c'est que cette seconde tumeur naissait du nerf optique, altéré à son entrée dans l'orbite et dont la petite portion restée après la première opération, formait comme un court pédicule au fongus. Malgré les soins extrêmes de l'opérateur, le fongus médullaire reparut, et remplit bientôt de nouveau tout l'orbite. Une troisième opération aurait sans doute été irrationnelle. La petite malade fut soumise à un traitement mercuriel par frictions, poussé avec une vigueur extraordinaire, d'après le conseil de Richter, et certainement conformément à la pratique des chirurgiens anglais. Le résultat de ce traitement a été la disparition complète de tout l'engorgement, qui déjà remplissait la fosse orbitaire, et une tendance manifeste à la cicatrisation de l'ulcère.

DU FONGUS HÉMATODE.

Il est tems de nous occuper de la maladie qui doit spécialement et uniquement porter le nom de Fongus hématode, comme seule revêtue des caractères qu'implique une semblable dénomination. C'est en effet, je le répète, un genre de tumeurs molles, élastiques, entièrement composées de vaisseaux sanguins entrelacés de mille manières, dont le tissu spongieux ne peut être mieux comparé qu'à celui du placenta, et qui par leur ouverture accidentelle ou spontanée, donnent constamment lieu à une hémorragie plus ou moins abondante.

En conséquence de cette définition je réunirai sous le nom de fongus hématode toutes les tumeurs communément appelées *nævi materni*, les tumeurs sanguines désignées par les noms d'anévrisme par anastomose, d'anévrisme spongieux, et quelques autres analogues. Toutes ces tumeurs en effet présentent les mêmes apparences, la même structure, la même marche, et demandent le même traitement; que leur faudrait-il de plus pour leur mériter une dénomination commune? Il suffira de les distinguer par les mots de *congénial* et d'*accidentel*, suivant que leur premier développement aura lieu avant ou après la naissance.

Je ne crois pas qu'on soit tenté de confondre avec ces tumeurs les végétations fongueuses ou polypes qui s'élèvent des diverses cavités muqueuses, telles que les fosses nazales, la matrice, le vagin, la vessie, etc... non plus qu'avec les fongus de la dure mère. Toutes ces maladies, malgré quelques analogies apparentes, portent d'ailleurs des caractères qui les distinguent suffisamment, pour leur assigner une place et un nom spéciaux.

Le terme de fongus hématode me semble convenir mieux que tout autre aux tumeurs en question, parce que seul, il donne une idée de leur véritable structure. Ce ne sont point, en effet, des anévrismes, quelle que soit l'épithète spécifique ajoutée; ce ne sont pas non plus des tumeurs sanguines artérielles ou veineuses, car 1.° le mot de tumeur sanguine convient également au véritable anévrisme, et 2.° ce ne sont ni les artères ni les veines seules, qu'on voit intéressées dans la maladie, mais bien les vaisseaux capillaires tant artériels que veineux.

Le fongus hématode a constamment son siége primitif dans la peau ou dans le tissu cellulaire, le plus souvent sous-cutané. Il n'étend au-delà ses ravages que par suite d'un traitement incomplet, mal dirigé, ou de quelque irritation particulière, et c'est encore là, une de ses différences d'avec le fongus médullaire.

Tous les âges, toutes les constitutions y sont exposés; mais il attaque de préférence les sujets jeunes, et d'une fibre un peu lâche, car on l'observe plus fréquemment chez les enfans et chez les femmes. Quant aux causes, rien n'est plus obscur que celles du fongus hématode congénial. Et s'il est un sujet dont l'imagination se soit emparé pour en tirer des préjugés populaires, c'est certainement celui-là. Quelle que soit la réalité du lien invisible, qui rend à cet égard le fœtus passible des affections de la mère, je pense que dans le moment actuel, toute opinion formée là-dessus, ne saurait être qu'une conjecture très-hazardée, et je m'abstiendrai d'en avoir aucune; laissant à une observation judicieuse, à des expériences exactes le soin d'arriver à la solution de ce mystérieux problème, si elle est possible; solution au reste plus curieuse comme découverte dans la physiologie humaine, qu'utile sous le rapport thérapéutique, qui ne me semble pas pouvoir rien y gagner.

L'Etiologie du fongus hématode accidentel n'est guère plus claire que celle du fongus hématode congénial ; le plus souvent il survient spontanément, sans qu'on puisse soupçonner la moindre cause occasionnelle. Quelquefois on croit pouvoir l'attribuer à un coup, une contusion, un pincement de la peau ; mais quel rapport ont ces accidens ordinairement légers, avec cette altération particulière qui constitue le fongus hématode ? Il y a loin sans doute, d'une ecchymose, d'un épanchement sanguin (suites ordinaires d'une contusion), à cette structure fongueuse, à la formation de cet organe nouveau, pour ainsi dire, qui, partant d'un point presque imperceptible, va se développer avec une rapidité souvent prodigieuse, et menaçante pour la vie du malade. Il faut, pour être de bonne foi, reconnaître que l'art est sur ce point, réduit à confesser une ignorance presqu'absolue.

Le fongus hématode doit être encore distingué sous le rapport de l'organe primitivement affecté, *en cutané* et *sous-cutané*. Le premier est beaucoup plus souvent congénial que le second; dès son principe il est accompagné de changement de couleur à la peau; sa surface est souvent granulée, ce qui, joint à de grossières ressemblances de forme, l'a vulgairement fait comparer à certains fruits. Il n'est quelquefois qu'un point, qu'une tache violette au moment de la naissance; d'autres fois il est déjà assez développé; dans l'un et l'autre cas, il peut rester stationnaire; et quand cette heureuse disposition se trouve réunie à une situation et un volume favorables, la maladie peut se passer des secours de l'art; mais plus souvent au contraire, on voit bientôt la petite tumeur, grossir rapidement et acquérir un volume hors de toute proportion avec ses faibles commencemens.

Le fongus hématode sous-cutané, a, comme son nom l'indique, son siége dans le tissu cellulaire subjacent à la peau; il n'est pas sans exemple, cependant, que ses racines soient plus profondément situées entre les muscles; mais cette circonstance fâcheuse, est heureusement très-rare. Dans cette espèce la surface est inégale et bosselée, la peau conserve long-tems sa couleur naturelle, et ne change que quand, par les progrès de la maladie, cet organe s'en trouve consécutivement atteint. A une certaine époque, on y remarque, de préférence au fongus cutané, un sentiment trompeur de fluctuation, qui a souvent fait commettre des méprises.

Le fongus congénial ou accidentel, cutané ou sous-cutané, se voit en général sur toutes les parties du corps, mais plus particulièrement à la face et au cuir chevelu. Une fois parvenu à un certain développement, il a l'apparence d'une tumeur molle, circonscrite, d'une forme arrondie et irrégulière, à base communément large, étendue, rarement étroite et pédiculée; indolente par elle-même, élastique, susceptible de diminuer considérablement, et de perdre son élasticité par la compression, mais revenant sur-le-champ à son premier volume, et même momentanément au-delà, dès que cette compression cesse; dans quelques cas, surtout dans le fongus hématode accidentel, on y observe des pulsations distinctes, ou un frémissement artériel; les cris et les pleurs chez les enfans, la colère, la fatigue, un travail pénible chez les adultes, et chez les femmes le tems des règles, en augmentent le volume d'une manière remarquable, en lui communiquant une sorte d'érection que l'on pourrait, jusqu'à un certain point, comparer à celle des corps caverneux (1). A mesure que la maladie fait des progrès, les veines cutanées voisines, ou superposées se prononcent davantage, deviennent variqueuses; alors dans le fongus sous-cutané, la peau ne tarde pas à s'affecter; elle prend, dans quelques points, plus saillans que les autres, une teinte d'un pourpre livide; sur ces points, où vers le centre de la tumeur,

(1) On a même vu l'écoulement menstruel avoir lieu uniquement et régulièrement par la surface d'un fongus hématode.

dans le fongus cutané, une ulcération se manifeste, et bientôt une rupture constamment accompagnée d'une hémorragie plus ou moins considérable et inquiétante.

L'ouverture du fongus hématode peut donner lieu à trois circonstances différentes : 1.° Quelquefois l'ulcère se ferme au moyen d'une cicatrice blanche très-solide, tellement que l'on serait tenté de voir là un commencement de guérison, une indication pour le traitement; mais ce n'est qu'une apparence trompeuse, et la tumeur n'en continue pas moins à croître, à s'élever à l'entour. 2.° D'autres fois l'ouverture refermée, est remplacée par une espèce de poche, dont l'intérieur composé de cellules plus larges que celles de la tumeur principale, se remplit de sang, pour se vider à des époques plus ou moins rapprochées. 3.° Enfin on voit s'élever de ces crevasses, et végéter avec rapidité, des fongosités saignantes, fongosités sans organisation sensible, qui ne paraissent être que du sang solidifié, et tout-à-fait semblables à celles que nous avons vu compliquer le fongus médullaire, que nous observons aussi dans le cancer, et en général dans les ulcères, où une rupture des vaisseaux sanguins, donne lieu à un écoulement de sang assez lent, pour permettre à ce fluide de revêtir une apparence d'organisation.

L'apparition des hémorragies est l'époque dangereuse dans le progrès du fongus hématode, et les retours plus ou moins fréquens de cet accident redoutable, sont la cause ordinaire et principale de la mort. La compression facile à exercer dans la plupart des cas, les stiptiques, la glace, etc., pourront il est vrai, momentanément s'y opposer avec quelque succès; mais n'empêcheront pas que, tôt ou tard, les malades épuisés n'y succombent. Heureusement la nature de la maladie, et le plus souvent aussi sa situation admettent l'emploi de moyens, qui invoqués à temps, manquent rarement d'obtenir un résultat salutaire.

Le pronostic du fongus hématode variera nécessairement, en raison de la nature, du volume, de la position, du période plus ou moins avancé de la tumeur, de l'état des forces, de l'âge, et des autres circonstances où se trouve placé le malade. Ainsi il est évident que, quelque bénin que soit dans son origine et son essence, le fongus hématode, il devient une maladie très-grave et menaçante, lorsqu'il est situé dans l'épaisseur d'un membre, ou près de l'entrée de quelque grande cavité dans laquelle ses dernières ramifications vont se perdre à une profondeur qu'on ne peut déterminer d'avance; lorsqu'il repose immédiatement sur des organes importans, dont la lésion entraînera des accidens fâcheux; lorsque s'étendant sur une très-grande surface, il se trouve déjà dans un état d'ulcération avancée, que le malade est cacochyme, ou épuisé par de fréquentes hémorragies; circonstances qui toutes rendent son extirpation impraticable ou dangereuse. Mais d'un autre côté le fongus hématode étant une maladie purement locale, qui n'intéresse en rien la constitution, et dont les causes sont détruites par l'ablation de l'effet qu'elles ont produit, on peut affirmer, que dans les cas contraires, c'est-à-dire, lorsque le fongus hématode, soit accidentel soit congénial, est situé de manière à ce que ses bornes soient bien connues, repose sur des parties accessibles au bistouri, n'a point, par des accidens qui sont la suite d'un développement excessif, ruiné les forces du malade, etc., qu'en pareil cas, dis-je, le pronostic ne saurait être que favorable, et que l'on a toute raison d'espérer une guérison permanente, d'une opération bien faite et d'un traitement judicieux; guérison d'autant mieux permanente, que la santé générale, n'est point, je le répète, essentiellement attaquée. Toutes choses égales d'ailleurs, le fongus accidentel est plus fâcheux que le congénial; ceci n'est pourtant pas sans exception, et j'exposerai plus bas deux cas extraits d'un mémoire de M. Wardrop, qui montrent combien le fongus hématode congénial peut être une maladie formidable.

J'ai déjà donné une idée de la structure du fongus hématode. Il me reste peu de chose à dire sur ce sujet, cette structure étant généralement simple, uniforme et constante. Une multitude de vaisseaux sanguins réunis par un tissu cellulaire lâche, de manière à former une masse spongieuse, parsemée de cellules remplies du sang qu'y versent les bouches nombreuses des vaisseaux ouverts dans leur cavité. Tel est en deux mots le caractère anatomique de ce genre de tumeurs. Ces vaisseaux sont-ils artériels, sont-ils veineux? Il y en a sans doute des deux espèces; il serait impossible de concevoir comment la circulation pourrait avoir lieu dans une tumeur uniquement composée des uns ou des autres, comment une pareille tumeur pourrait rester stationnaire pendant toute la vie, si elle ne contenait que des artères, ou prendre de l'accroissement, si elle ne contenait que des veines. Quelques nuances légères dans les symptômes locaux, indiquées par la diversité même des dénominations, semblent toutefois annoncer qu'il est des fongus hématodes dans lesquels les veines prédominent, tandis que pour d'autres ce sont les artères; c'est à l'anatomie pathologique, toujours en retard avec l'observation des maladies vivantes, qu'il est réservé de mettre au net ce point encore mal déterminé. Les injections ont d'ailleurs démontré, que le calibre des vaisseaux quelsqu'ils fussent, qui entrent dans la composition du fongus hématode, est quelquefois très-considérable; ce fait explique en même tems, et les pulsations très-fortes qu'on y observe, et les hémorragies effrayantes, auxquelles son ouverture peut donner lieu.

Aucun remède proprement dit, soit interne soit externe, n'a de prise sur le fongus hématode, et son traitement est absolument chirurgical; les moyens divers dont il se compose sont : la compression, la ligature, le cautère actuel et potentiel, l'extirpation ou l'amputation, et la ligature des artères principales avec lesquelles la tumeur peut être en rapport.

1.° La compression seule ou combinée avec les astringens et le froid, a eu du succès dans quelques cas de fongus hématodes congéniaux favorablement situés, peu considérables et attaqués de bonne heure; dans un bien plus grand nombre, elle sera impossible ou infidèle, soit par les douleurs insupportables qu'elle cause souvent, soit par la situation, l'étendue, la nature de la tumeur. Il ne faudrait donc pas rejeter absolument ce moyen, en convenant toutefois, qu'il n'est ni le plus convenable, ni le plus généralement efficace.

2.° La ligature pourra être tentée avec succeès sur un fongus hématode pédiculé ou à base étroite; mais cette disposition étant fort rare, l'emploi de la ligature est par cela même très-borné, et dans tous les cas le bistouri fera aussi bien et plus vite.

3.° Je réduirai l'usage du feu à ces cas fâcheux, dans lesquels le fongus hématode occupant une surface trop étendue, ou des parties dont l'ensemble est nécessaire à la vie, cet agent devient un bon supplément de l'extirpation alors impraticable. On réussit du moins par son action à arrêter le progrès du mal qu'on ne peut détruire; et en mettant une digue aux hémorragies, on retient, pour ainsi dire, la vie des malades, toujours prête à s'échapper par ce funeste accident. En joignant l'exemple au précepte, l'observation N.° 3 servira à confirmer cette proposition.

4.° L'impossibilité de diriger avec exactitude l'action du cautère potentiel, semble devoir l'exclure du traitement du fongus hématode, qu'il faut ou emporter en totalité, ou respecter. Or en employant le caustique de manière à détruire complètement la tumeur, ce qui suppose le volume de celle-ci peu considérable, il y a tout à parier, ou qu'il aura agi sur une trop grande surface, et ainsi donné lieu inutilement à une plaie d'une trop grande étendue, ou que son action trop limitée, aura épargné quelque portion du fongus, qui suffira pour donner lieu à sa reproduction. L'instrument tranchant, dont l'action est à la fois plus sûre et moins douloureuse, ne mérite-t-il pas hautement la préférence? Que, si comme on n'a pas craint de le proposer, on l'applique dans l'intention positive de ne détruire qu'une partie du fongus, comptant sur l'ulcération pour la destruction du reste, qui ne voit que c'est s'exposer en pure perte et au mépris d'autres moyens moins dangereux, à toutes les suites fâcheuses que peut entraîner l'hémorragie, conséquence nécessaire de l'ouverture du fongus hématode, à donner plus de vigueur à la maladie par une irritation nouvelle, et peut-être à lui faire revêtir un caractère de malignité, qui n'est pas originairement dans sa nature.

5.° Toutes les fois que l'extirpation est possible, (et cette condition existe beaucoup plus souvent pour ce moyen que pour aucun autre,) elle est sans contredit le procédé curatif par excellence, de la maladie qui nous occupe.

Armé du bistouri, le Chirurgien ne fait que ce qu'il veut, emporte ce qu'il faut emporter, respecte ce qu'il doit respecter; mais pour en obtenir tous les bons effets, qu'on est en droit d'en attendre, il faut le manier avec courage, car il est peu d'opérations où la timidité et des ménagemens déplacés, seraient plus funestes aux malades. On doit porter franchement les incisions au-delà des limites du mal; alors seulement, on aura pour l'ordinaire une opération beaucoup plus facile, plus simple, plus prompte, qu'on ne l'aurait jugée *à priori*. Si au contraire se laissant effrayer mal à propos par la nécessité de faire de longues et profondes incisions, par la perspective d'une plaie trop étendue, on a le malheur de couper dans le tissu de la tumeur, on donne lieu à une hémorragie abondante, que les ligatures n'arrêtent pas; parce qu'il y aurait mille vaisseaux à lier à la fois ; alors il faudra ou discontinuer l'opération, pour employer la compression, ou poursuivre avec lenteur, incertitude, sans savoir ce qu'on fait, au milieu d'une large nappe de sang, qui masque sans cesse toutes les parties, s'exposant ainsi à abandonner dans quelque point de la plaie, une petite portion du fongus, germe futur d'une reproduction prochaine, ordinairement plus rapide dans son développement, et plus funeste dans ses conséquences.

Ces règles dictées par l'expérience, indiquent suffisamment que dans les cas assez rares, où le fongus hématode enfoui dans l'épaisseur des membres, se trouve par la profondeur et l'étendue de ses racines placé hors de la portée d'une extirpation exacte, il ne reste de ressource assurée que l'amputation, ou peut-être l'opération dont je vais parler.

6.° Cet exposé de la thérapeutique du fongus hématode, ne serait pas complet, si je passais sous silence, un moyen récemment proposé, et employé dans les cas, où le fongus, à cause de sa situation et de ses rapports avec des organes importans, dont son ablation entraînerait la perte, ne peut point être extirpé; je veux dire la ligature d'une artère principale, de laquelle on est fondé à faire dépendre en grande partie le développement de la tumeur placée sur son trajet. Il faut toute la certitude de l'expérience, sur l'issue funeste du fongus hématode abandonné à ses progrès dans de pareilles circonstances, pour autoriser l'exécution de ce plan curatif, lorsqu'il s'agit d'artères très-considérables, et d'une distribution importante, car non-seulement on fait subir au malade une des opérations les plus délicates de la chirurgie, toujours accompagnée de chances dangereuses, mais encore on ne peut avoir jusqu'à présent qu'une espérance vague, qu'après cette ligature, l'afflux du sang cessera dans la tumeur, de manière à ce que privée de son aliment, elle finisse par se flétrir et disparoître. C'est bien ici le cas d'appliquer ce vieux précepte : *Meliùs remedium anceps quam nullum.* Ce qui se passe dans l'anévrisme ne saurait être une analogie suffisante ; en effet, la tumeur dans l'anévrisme, est formée par la dilatation, ou la rupture d'une artère unique, et plus ou moins volumineuse ; le calibre des vaisseaux anastomotiques, quelque nombreux qu'ils soient, est alors trop disproportionné avec celui du vaisseau anévrismatique, pour continuer la maladie, après l'interruption du cours du sang dans ce dernier. Dans le fongus hématode, au contraire, la tumeur, quel que soit son rapport avec un gros tronc artériel, ne lui appartient pas par des rameaux considérables ; elle est au moins, originairement, toute composée de vaisseaux capillaires, dont les anastomoses très-nombreuses, les mettent en rapport avec des vaisseaux d'un calibre semblable au leur ; capables par conséquent comme eux, d'alimenter sans interruption la maladie. J'ajouterai, que la ligature du vaisseau principal, ne détruit point la circulation capillaire, sans laquelle la vie ne pourrait continuer. Quoiqu'il en soit, on a des exemples de succès par ce procédé ; les second et sixième volumes des transactions médico-chirurgicales, présentent deux cas de fongus hématode accidentel, sous-cutané, dans l'orbite, que la ligature de la Carotide du même côté, a fait complètement disparaître. Ces faits tranchent la question, par l'argument irréfragable de l'expérience; il ne leur manque que d'être plus multipliés. Mais en attendant, l'analogie me semble assez rigoureuse, pour ne pas balancer à traiter de la même manière les fongus hématodes, qui, placés trop avant dans l'épaisseur des membres, vont entraîner une mutilation. Après tout que risque-t-on ? Si malgré la ligature de l'artère principale, nous devons être déchus de nos espérances, n'est-il pas toujours tems de pratiquer l'amputation ? Ressource extrême et toujours déplorable même dans ses plus brillans succès !......

Première observation.

Pendant l'été de 1811, j'eus occasion de voir aux bains de Loëche en Valais, mademoiselle Z. du G. ; cette jeune personne âgée de 15 ans, portait au coude droit un fongus hématode congénial, qui au moment de la naissance avait été de la grosseur d'un pois, et dont le volume avait peu à peu augmenté, au point qu'il occupait alors la partie inférieure externe et postérieure du bras, et supérieure de l'avant-bras, dans une étendue en hauteur de 5 pouces au moins, embrassant d'ailleurs la bonne moitié de la circonférence du membre, et s'élevant de six à huit lignes au-dessus du niveau de la peau. Sa forme, très-irrégulière, représentait grossièrement une carte de géographie ; il était bosselé, molasse, d'un pourpre livide; à l'approche des règles, il se gonflait, et acquérait une sensibilité qui n'existait pas dans l'état ordinaire. Depuis quelques années, il se couvrait de petites pustules qui laissaient suinter une sérosité âcre, et se terminaient par des croûtes cérumineuses, qui n'occupaient qu'une très-petite partie de sa surface. (C'est cette dernière circonstance qui avait fait espérer au médecin, que les bains de Loëche seraient avantageux). Il n'était pas encore survenu d'hémorragie, et la santé de Mademoiselle Z. du G. était d'ailleurs parfaite; mais ce qu'il y avait surtout d'alarmant dans cette maladie, c'était sa marche rapidement croissante. Comme un lichen qui, d'abord imperceptible, finit bientôt par couvrir le tronc entier de l'arbre sur lequel il végète, la tumeur menaçait en effet d'achever le tour du bras, et de l'avant-bras, ne laissant ainsi d'autre ressource pour son extirpation, lors d'une dégénérescence plus fâcheuse encore, que l'amputation du membre.

J'annonçai aux parens de Mlle de Z. l'inutilité absolue, soit des eaux minérales, soit de toute espèce de topique, et l'extrême importance de l'extirpation pendant qu'elle était encore praticable. J'exécutai cette opération au commencement de 1812. La tumeur fut cernée par 4 incisions, disposées en forme de lozange, et portées au-delà de ses limites. La dissection de ce fongus me conduisit jusques sur l'aponévrose bicipitale; la veine céphalique fut coupée ainsi que plusieurs autres moins importantes, et il fallut lier plusieurs artères assez grosses. Ainsi que je le prévoyais, il fut impossible de mettre en contact les bords d'une plaie aussi étendue; je pansai donc avec de la charpie sèche, que la suppuration commençante permit d'enlever le quatrième jour, à la levée du premier appareil. Déjà l'aponévrose avait perdu son blanc perlé et commençait à rougir.

Il est inutile de suivre les détails du traitement d'une plaie simple, dont la cicatrisation très-lente, très-difficile, quoique favorisée par les agglutinatifs et la compression, n'a pu être terminée avant deux mois. D'abord après sa guérison, M.lle de Z. éprouvait de l'engourdissement, une sorte d'insensibilité à la main et aux doigts. Cette faible paralysie s'est graduellement et spontanément dissipée. Six semaines après l'entière cicatrisation de la plaie, M.lle de Z. jouait du piano avec autant de facilité qu'avant l'opération. Je l'ai revue il y a peu de mois, c'est-à-dire près de sept ans après l'opération. Le bras droit est aussi fort que le gauche, elle n'y éprouve ni gêne, ni sensation désagréable. La cicatrice dont le milieu répond au-dessus du condyle externe de l'humérus, présente dans son centre un noyau blanc, dur, mobile, d'où partent en rayonnant des rides, dont l'étendue est loin d'indiquer aujourd'hui les anciennes limites de la tumeur.

Seconde observation.

N. B. vint au monde en février 1794 avec une hernie ombilicale, surmontée d'un fongus pédiculé de la grosseur d'une framboise, et saignant au moindre attouchement. On m'amena cet enfant ayant l'âge de sept semaines. Je liai cette tumeur sanguine à sa base avec un fil ciré, je l'entourai d'un gâteau de charpie, et j'appliquai un bandage compressif, qui servit en même temps à tenir la hernie réduite. Dès le lendemain, ce nœvus était mort et desséché. Peu de jours après, il ne restait pas même de trace du lieu où il avait existé. Le temps et la compression ont ensuite guéri la hernie ombilicale.

Je ne conclurai point de ce fait, que la ligature vaut mieux que l'incision dans quelques circonstances, mais bien que la ligature peut, dans un très-petit nombre de cas, faire aussi bien que le bistouri, jamais mieux.

Troisième observation.

Il faut prouver que le feu est quelquefois préférable au bistouri, dans le traitement du fongus hématode ; j'extrairai, pour cela, l'essentiel de l'histoire d'une dame de Salenches, que j'ai publiée dans un Mémoire sur l'emploi du cautère actuel dans les maladies chirurgicales, 9.e volume des transactions médico - chirurgicales. Cette malade, âgée de 49 ans, portait un fongus hématode, qui s'était emparé de toute l'épaule dans sa partie postérieure ; vers le bord de l'aisselle, naissait une tumeur pyriforme, plus grosse qu'un œuf d'oie, de couleur livide, attachée par un pédicule beaucoup plus gros que le doigt. Comme le reste du fongus, cette seconde tumeur était évidemment d'une structure spongieuse, et diminuait par la compression. D'ailleurs, le fongus principal occupait sur le bras et l'omoplate, une surface très-étendue et irrégulière : plusieurs points étaient ulcérés, et ne restaient jamais au-delà de quinze jours sans donner lieu à une hémorragie quelquefois très-difficile à arrêter; la malade était réduite à un état de grande faiblesse.

Pour détruire entièrement ce fongus volumineux dont on ne pouvait déterminer les bornes, il aurait fallu emporter le bras et l'omoplate.... Le feu présenta la seule ressource admissible et probablement efficace. M. Morin, chirurgien à Genève, commença par exciser la tumeur pédiculée, et promena à plusieurs reprises le cautère chauffé à blanc sur toute la surface ulcérée et non ulcérée du fongus, de manière à la consumer rapidement. Il résulta de cette opération parfaitement bien faite, une plaie avec escarre, et à la chute de celle-ci, une surface granulée, dont cependant on n'a pu obtenir la cicatrisation complète. Ce fongus hématode a conservé une forte tendance à repulluler. On n'a pourtant pas été obligé d'avoir de nouveau recours au feu, que deux ans après la première application. Si on n'a pas obtenu une guérison parfaite, les hémorragies, les douleurs ont, du moins, absolument cessé, la malade peut faire usage de son bras, et a échangé par cette opération, des souffrances continuelles, et la crainte sans cesse renouvelée d'une mort imminente, contre une existence très-supportable (1).

Quatrième observation.

En 1798, on m'apporta, d'un village de Savoie, un enfant à la mamelle, à peine âgé de six mois et bien constitué. Il était né avec un fongus hématode, situé à la partie gauche de la lèvre supérieure, et gros, au moment de la naissance, comme une tête d'épingle. Ce nœvus dont le développement fut probablement favo-

(1) J'aprends au moment d'imprimer ce mémoire que la plaie était entièrement cicatrisée huit mois après la seconde cautérisation.

risé par la succion, avait, lorsque je le vis, acquis le volume d'une grosse noisette, était d'un rouge vermeil, disparaissait presqu'entièrement par la pression entre deux doigts, augmentait et entrait même dans une espèce d'érection, quand l'enfant tetait ou criait; il semblait en le maniant qu'il s'était déjà emparé de toute l'épaisseur de la lèvre.

L'opération fut tout-à-fait simple. En deux coups de ciseaux, j'emportai toute la tumeur renfermée dans un triangle isocèle, dont la base était le bord libre de la lèvre, et je rapprochai les bords de cette plaie avec deux aiguilles et la suture entortillée. La réunion eut lieu sans le plus léger accident, et huit jours après l'enfant fut ramené dans son village solidement guéri d'une maladie qui, laissée à elle même, se serait emparé de toute la lèvre, et serait sûrement devenue incurable.

Cinquième observation.

L'enfant G. D. naquit avec un fongus hématode, situé sous la mâchoire inférieure du côté gauche. Ce fongus était gros comme la plus petite lentille, quand on l'aperçut pour la première fois, et il s'était développé assez rapidement, pour qu'à l'âge de dix mois, époque à laquelle on m'apporta l'enfant, il eût acquis trois pouces de long, deux de large, et un pouce environ d'élévation, dans les *maxima* accidentels de gonflement. En le comprimant il semblait situé très-profondément dans le cou, et on y sentait une sorte de frémissement; sa surface granulée ressemblait à celle d'une framboise ou d'une mûre, et les cris de l'enfant donnaient à son volume un accroissement remarquable. Quelques chirurgiens de mérite avaient vu l'enfant avant moi, et avaient refusé de porter l'instrument tranchant sur une tumeur aussi étendue, aussi profondément située sur des parties, dont il est si important d'éviter la rencontre dans une opération. J'avoue que je fus quelque temps indécis; cependant mon incertitude me donnait l'occasion d'observer ce fongus hématode, dans toutes les circonstances possibles, et je ne fus pas longtemps à m'apercevoir qu'il augmentait avec une rapidité effrayante. Alors je ne balançai plus, pensant qu'il valait mieux courir la chance de ne pas réussir, que de rester spectateur tranquille des funestes conséquences de eette terrible maladie.

Assisté de plusieurs de mes collègues, je cernai la tumeur par deux incisions irrégulièrement demi circulaires, qui se réunissaient par leurs extrémités; ces deux incisions pénétraient au-delà des bornes du fongus dans un tissu cellulaire graisseux parfaitement sain. Il fallut lier trois ou quatre artères volumineuses, outre un grand nombre de petites, mais une, entre autres, située tout-à-fait au bord de la mâchoire, et qu'à son volume nous jugeâmes, avec raison, être la maxillaire inférieure ; une dissection difficile permit enfin d'emporter la tumeur toute entière. La plaie qui résulta de cette opération laborieuse, avait beaucoup plus d'étendue qu'on ne l'aurait supposé *à priori* ; aussi me fut-il impossible de réunir avec des agglutinatifs ; d'ailleurs, je redoutais l'irritation qu'auraient produit quelques points de suture ; je pansai donc avec de la charpie ; une bonne suppuration s'établit, et la cicatrisation fut obtenue sans accidens en moins de six semaines. Cette cicatrice qui est régulière a environ quatre pouces de long, sur trois ou quatre lignes de large, et comme elle est encore fraîche et rouge, elle me donne l'espoir fondé d'un rétrécissement graduel.

D'abord après son extirpation, la tumeur avait pâli et perdu la moitié de son volume. Disséquée elle présenta un tissu spongieux, homogène, sans apparence de vaisseaux assez volumineux pour être suivis sans injection.

Je viens de lire le mémoire sur le nœvus maternus que Wardrop a inséré dans le 9.e volume des Transactions médico-chirurgicales. Cette tumeur y est distinguée suivant le siége qu'elle occupe en *cutanée* et *sous cutanée*; et cette dernière manière d'exister rend à mon avis le fongus hématode congénial, à peu de chose près et quelquefois tout-à-fait semblable au fongus hématode accidentel, auquel on a donné le nom d'anévrisme par anostomose. Je ne puis m'empêcher de faire connaître par un extrait fort abrégé, les deux observations annexées à ce mémoire, comme venant à l'appui de ce que j'ai dit plus haut, que le fongus hématode congénial peut être aussi redoutable que l'accidentel. De pareils faits, indépendamment de ce motif de les faire connaître, sont recommandables par leur rareté.

Un enfant vint au monde avec un fongus hématode, situé à la partie postérieure du cou, sur l'extrémité occipitale des muscles trapèze gauche, et sternomastoidien. Ce fongus avait alors la forme et le volume d'une demi-orange ordinaire; il avait augmenté d'un jour à l'autre, et quand M. Wardrop vit l'enfant au 10.e jour, la peau venait de se rompre et une hémorragie considérable avait eu lieu. Malgré cet accident, la tumeur n'avait pas diminué, elle était plus chaude que la peau voisine, très-molle et compressible. Elle cédait sous la main comme une éponge, et se réduisait au tiers de son volume ordinaire; la peau était alors ridée, et à-peu-près de couleur naturelle; mais en cessant la compression, la tumeur se remplissait de nouveau rapidement, et la peau prenait une teinte pourprée. Il n'y avait pas de pulsations, mais un fort frémissement; les artères voisines battaient vivement.

M. Wardrop entreprit l'extirpation, qui lui parut être la seule chance de salut; mais malgré la sage précaution de porter les incisions au-delà des bornes de la tumeur, malgré la promptitude de l'opération, l'hémorragie fut si abondante, que l'enfant expira peu après.

Ce fongus qui avait été enlevé si exactement, comme l'indiquait le tissu cellulaire sain, qui l'entourait de toute part, fut injecté, et on découvrit alors que plusieurs de ses vaisseaux, qu'à la transparence de leurs tuniques, on jugea être des veines, avaient un assez gros calibre; l'un d'eux était d'un volume tel, qu'il pouvait admettre une bougie de moyenne grosseur; le reste était une masse spongieuse, composée d'une réunion de cellules et de canaux, de forme et de grandeur variées, et pleins de la matière de l'injection. L'ouverture spontanée de la peau par laquelle avait eu lieu l'hémorragie, communiquait dans une des grandes cellules.

L'enfant qui fait le sujet de la seconde observation, portait à sa naissance un fongus hématode, de la grosseur et de la forme d'une petite orange, situé sur la joue gauche, et qui avait tellement grossi dès lors, qu'à l'âge de six semaines, époque à laquelle on apporta le malade à M. Wardrop, la tumeur s'étendait de la tempe à l'angle de la mâchoire, enveloppait le cartilage de l'oreille, et était entourée de veines dilatées. Depuis 12 jours qu'elle avait commencé à s'ulcérer, l'ulcère avait acquis trois pouces de diamètre, un aspect gangreneux, une odeur fétide, et il y avait eu plusieurs hémorragies abondantes. Ce fongus était circonscript, mobile, très-mou; il diminuait par la compression, et on y sentait un frémissement bien marqué; les artères voisines battaient très-fortement, et les veines jugulaires externes et angulaires étaient très-gonflées. Avant de rien entreprendre, il fallait d'abord songer à relever les forces de l'enfant extraordinairement faible et amaigri, comme on peut le croire. Lorsque cette première et indispensable indication eut été remplie, l'expérience du cas précédent engagea M. Wardrop à proposer la ligature de la carotide, plutôt que l'extirpation de la tumeur. Cette opération fut pratiquée sans grande difficulté, et les espérances qu'on avait conçues parurent d'abord devoir être réalisées, puisqu'au douzième jour tout avait fait des progrès peu interrompus en bien; mais la scène changea dès ce moment, et l'enfant mourut le quatorzième jour, épuisé, dit l'auteur, par l'irritation que causait l'ulcère, occupant alors une surface égale à celle de la base de cette énorme tumeur.

Pour donner une idée de l'espèce de succès que dans le fongus hématode, on peut obtenir de la ligature de l'artère carotide; je vais traduire les deux observations suivantes, données par MM. Travers et Dalrymple, dans les médico-chirurgical, transactions vol. II. et vol. VI.

Cas de Fongus hématode dans l'orbite, par Travers. Transactions médico-chirurgicales, vol. II, p. 1.

Une femme âgée de 34 ans, bien constituée et enceinte de quelques mois, après avoir éprouvé pendant quelques jours une violente douleur de tête, ressentit tout à coup, le 28 décembre 1814, un craquement douloureux au côté gauche du front, qui fut suivi par l'œdème des paupières du même côté; une ophtalmie violente survint et la malade s'aperçut à-la-fois d'une saillie du globe de l'œil avec diminution de la vue, et d'une tumeur circonscrite à-peu-près grosse comme une noisette, paraissant au bord inférieur de l'orbite; une autre tumeur plus molle et plus diffuse parut en même temps au-dessus du tendon de l'orbiculaire.

De ces tumeurs, l'inférieure présentait des pulsations semblables à celles des grandes artères, et la supérieure un frémissement vibratoire très-marqué : elles étaient molles, compressibles, élastiques. L'inférieure pouvait être refoulée dans l'orbite; mais la douleur était alors insupportable; l'agitation de l'âme ou un violent exercice en augmentaient les pulsations. La malade avait dans la tête la sensation continuelle d'un bruit qu'elle comparait à celui d'un soufflet. Mais ce qui la tourmentait le plus était une douleur obtuse, avec un sentiment de froid au sommet de la tête, douleur s'irradiant quelquefois par élancées au front et aux tempes. Le globe de l'œil était poussé en haut et en dehors et ses mouvemens considérablement gênés.

Peu à peu, la maladie faisant des progrès lents à la vérité, le sourcil gauche se rétrécit et s'éleva de deux ou trois lignes au-dessus de celui du côté opposé, la base de l'orbite fut dépassée par les paupières projetées en avant et constamment fermées. Les veines de la supérieure devinrent variqueuses, celles du côté du nez, fort injectées, et la peau de cette région, épaisse et ridée. La compression du tronc de la carotide commune faisait entièrement cesser les pulsations et réduisait le frémissement à être presque insensible.

Une telle réunion de symptômes ne laissait aucun doute sur l'existence de la maladie désignée par M. John Bell sous le nom d'anévrisme par anastomose. La nature et l'issue funeste de cette affection, bien connues par des exemples précédens, ne permettaient pas de l'abandonner à elle-même, et de tous les moyens de l'attaquer, le plus rationnel parut être la ligature de la carotide, qui devait au moins être suivie d'une diminution considérable et permanente dans l'abord du sang destiné à la tumeur.

Cette opération fut exécutée le 23 mai

1809, quatre ans et demi environ après la première apparition de la maladie. L'artère carotide gauche, mise à découvert par une incision de deux pouces et demi, sur le bord interne du muscle sterno-mastoïdien, fut disséquée, entourée de deux ligatures placées à un quart de pouce de distance l'une de l'autre et laissée entière entre les ligatures; la plaie réunie ensuite par des bandelettes agglutinatives.

L'effet immédiat de cette ligature fut la cessation complète du bruit, et une diminution dans la douleur et la pulsation des tumeurs.

Après diverses alternations de mieux et de plus mal, la plaie fut cicatrisée sans accident au bout d'un mois. L'amendement des symptômes locaux continua d'une manière lente et graduelle; mais ce fut seulement sur la fin d'octobre, qu'à l'occasion d'une fausse couche, suivie d'une hémorragie abondante, le battement des tumeurs cessa complètement, et que celles-ci parurent s'avancer rapidement vers une disparition totale, avec le rétablissement proportionnel de l'œil dans sa situation naturelle. Enfin, la santé de cette femme, fort affaiblie par ces diverses circonstances, et le chagrin qu'elle éprouva de la perte d'un enfant, ne fut complètement rétablie qu'au mois d'août 1810, après un séjour de deux mois à la campagne.

Au mois de mai 1811, deux ans, par conséquent, après l'opération il ne restait d'autre trace de cette fâcheuse maladie qu'un tubercule de la grosseur d'un pois situé dans le grand angle de l'œil au-dessus du tendon de l'orbiculaire.

Il est peu parlé de l'état de la vue avant l'opération; mais quelques jours après, la malade commençait, dit-on, à distinguer les objets plus grands qu'ils n'étaient réellement, et obscurs; ce défaut se sera-t-il corrigé par la suite, et la faculté de voir aura-t-elle été rétablie au degré où elle était avant la maladie? C'est ce dont il n'est fait aucune mention.

CAS de Fongus hématode dans l'orbite, par DALRYMPLE. extrait des Transactions médico-chirurgicales, V. VI, p. 3.

UNE femme âgée de 44 ans, d'une constitution délicate, et au commencement du huitième mois de sa sixième grossesse, fut tout à coup saisie, dans la nuit, d'une violente douleur à l'œil gauche, accompagnée d'un bruissement très-incommode dans la tête; bientôt l'œil s'enflamma, les paupières se gonflèrent extraordinairement, la douleur fut intolérable dans le fond de l'orbite, et le sourcil gauche, et s'étendit à tout ce côté de la tête; le globe de l'œil semblait à la malade comme irrésistiblement poussé en avant et en haut.

La violence de ces premiers symptômes, à l'exception du gonflement des paupières, se calma un peu et resta stationnaire jusqu'à l'époque de l'accouchement. Pendant le travail, qui fut pénible, il parut entre les paupières une tumeur rouge, polie, oblongue, qui s'étendit rapidement et couvrit presque tout le nez de ce côté, et l'extrémité interne du bord sourcilier. Un chirurgien fit à cette tumeur plusieurs ponctions, dont le résultat constant fut une hémorragie abondante et sa diminution momentanée.

La vue était encore intacte lorsqu'on déprimait la tumeur et qu'on soulevait la paupière supérieure, dont le muscle élévateur avait perdu toute faculté contractile; mais les progrès de la maladie ne tardèrent pas à amener la cécité de ce côté.

Tel était le rapport de cette femme, et l'état de sa maladie au cinquième mois depuis les premiers accidens. Quatre mois après, tout avait empiré, et la santé générale était sensiblement altérée ; la douleur, quoique constante et aiguë, était pour la malade un tourment moindre, que la sensation d'un bruit continuel, qu'elle comparait à celui du bouillonnement de l'eau. La tumeur présentait au tact et quelquefois à la vue, lorsque la circulation était accélérée, des pulsations synchrones à celles de la radiale; elle faisait alors saillie sous la peau de l'extrémité interne de la paupière supérieure, du sourcil et de la base du nez d'une part, et s'étendait de l'autre, le long de toute la demi-circonférence inférieure de l'orbite, en renversant la paupière inférieure et descendant jusqu'au-dessous du trou sous-orbitaire; sa surface était tuberculeuse, sa consistance ferme, compacte et la plus légère pression sur elle, causait des douleurs insupportables.

Le globe de l'œil était immobile, habituellement recouvert par la paupière supérieure paralytique, et poussé en avant, en dehors et en haut; la cornée avait conservé sa transparence, mais l'iris dilaté avait perdu toute espèce de mouvement, et le fond de l'œil au-delà du crystallin, offrait une teinte fauve; une multitude de vaisseaux dilatés, passaient de la partie inférieure de la tumeur sur la conjonctive.

Les veines superficielles de la face étaient pareillement très-injectées, et donnaient à tout ce côté une coloration très-sombre.

Une forte pression, exercée sur le tronc de la carotide gauche, faisait cesser les battemens dans la partie inférieure de la tumeur, mais les diminuait seulement, dans la supérieure.

L'ensemble de ces signes ne laissait pas de doute sur l'existence de cette affection des artères que l'on a appelée *anévrisme par anastomose*, dénomination dont la justesse est peut-être douteuse.

En conséquence, le 7 avril 1813, je procédai à la ligature du tronc de la carotide gauche. L'artère mise à nud, séparée de la paire vague, tandis que la veine jugulaire était maintenue écartée au-dessous du bord du muscle mastoïde, par l'indicateur de la main gauche, fut isolée, embrassée par deux ligatures rondes, placées à la distance d'un pouce et quart l'une de l'autre et coupée entre les deux ligatures. Les lèvres de la plaie furent ensuite rapprochées par des bandelettes agglutinatives.

Aussitôt que les ligatures furent serrées tout battement cessa dans la plus grande partie de la tumeur, la supérieure seulement conservant un léger frémissement, qui même avait disparu le lendemain; la portion placée entre la paupière inférieure et l'œil, pâlit et se flétrit; la malade fut aussi, dans peu de minutes, complètement délivrée de la douleur et du bruit qui la tourmentaient depuis si long-temps.

Il serait tout-à-fait inutile à mon sujet, de suivre l'auteur dans les détails subséquens du traitement, et des diverses circonstances qui retardèrent la cicatrisation complète de la plaie jusqu'au 19 juillet, c'est-à-dire au 103.e jour depuis l'opération.

Il suffit de savoir que celle-ci a obtenu tout le succès désirable, quant à la tumeur qui a totalement disparu et permis ainsi à l'œil de reprendre sa situation naturelle, mais non la faculté de voir qui paraît perdue pour toujours de ce côté. A l'époque de la publication, cette guérison était confirmée depuis deux ans.

J'AURAIS pu, sans doute, grossir ce Mémoire d'un grand nombre de cas, de fongus médullaire et de fongus hématode, tirés, soit des auteurs anciens, qui en ont parlé sous des noms très-variés, soit surtout des auteurs modernes, beaucoup plus riches, sous ce rapport, que leurs prédécesseurs; j'en aurais encore trouvé quelques-uns dans ma pratique. Mais cette érudition convenable, s'il eût été question de signaler une maladie peu connue, devenait inutile au but que je me suis proposé, qui est d'établir clairement les différences et les caractères de deux sortes de tumeurs fongueuses, jusqu'à présent confondues, ou mal distinguées, le mode de traitement qui leur convient, les craintes et les espérances qui dérivent de leur nature. J'ai dû m'arrêter dès que j'ai cru ce but suffisamment rempli; une récapitulation de ce qui précède, va me fournir maintenant le parallèle concis du fongus médullaire et du fongus hématode.

Les fongus médullaire et hématode appartiennent en général plus à l'enfance et à la jeunesse qu'à l'âge avancé. Leur étiologie est également obscure. Tous deux se manifestent sous la forme de tumeurs, dont les apparences extérieures ont entr'elles la plus grande conformité, leurs progrès, leur ouverture, présentent des phénomènes locaux analogues, à très-peu de chose près. Voilà pour la ressemblance, qui est plus remarquable et plus complète entre le fongus médullaire et le fongus hématode souscutané.

D'un autre côté, le fongus hématode est le plus souvent congénial ; je n'en connais pas d'exemple pour le fongus médullaire. La compression qui est sans effet pour celui-ci, diminue notablement le volume de celui-là. On aperçoit fréquemment dans le fongus hématode des pulsations ou un frémissement artériel ; il n'y a rien de semblable dans le fongus médullaire.

Le fongus hématode a son siége exclusif

dans la peau, ou le tissu cellulaire extérieur; le fongus médullaire attaque presque tous les tissus, aussi bien celui des viscères, que celui des organes superficiels. La structure intime du fongus médullaire consiste dans une matière pulpeuse, sans organisation apparente, et qui a pour l'ordinaire la plus grande analogie avec la substance cérébrale; celle du fongus hématode est très-organisée, spongieuse, toute composée de vaisseaux sanguins, et de cellules de diverses grandeurs, remplies de sang. Mais voici la grande, l'importante différence : le fongus hématode est une maladie absolument locale, dont la destruction met pour toujours à l'abri de la continuation de sa cause. Le fongus médullaire est une maladie évidemment constitutionnelle, qui, combattue à l'extérieur, se réfugie presque constamment dans les organes internes, où elle déjoue tous les efforts de la thérapeutique. Il résulte de là que le pronostic le plus fâcheux possible dans le fongus médullaire, est au contraire presque toujours favorable dans le fongus hématode; que l'art jusqu'à présent, sans ressource contre le premier, est, pour la grande majorité des cas, efficace contre le second.

NOTES.

(*a*) John Hunter, John Bell et Wardrop ont eu une idée à-peu-près semblable sur la formation des tumeurs, et M. Breschet, dans l'article fongus hématode du Dictionnaire des Sciences médicales, trouve cette opinion blâmable et indigne d'un esprit judicieux. Mais M. Breschet prétendrait-il ne pas trouver la substance même qui compose les os, dans une exostose? Trouve-t-il dans un lipôme, une matière essentiellement différente de la graisse? Qu'y a-t-il dans le parenchyme nerveux qui justifie pour lui une exception? Que si on objecte qu'il est un grand nombre de tumeurs dont la nature est telle, que de ne pouvoir être rapportée à aucun fluide ou tissu du corps humain, telle, entre autres, que le cancer; je répondrai qu'on peut en inférer, ou que nos connaissances ne sont pas encore assez parfaites sur ce sujet, ou que le principe n'est pas applicable à toutes les tumeurs; mais de ce qu'un principe ne saurait être général, il ne s'ensuit pas qu'on doive lui refuser telle application particulière, qui, sans être forcée, aide à la théorie. Mais, dira-t-on encore, il n'est pas rare de rencontrer des tumeurs composées d'un assez grand nombre de parties différentes, et formant une masse des plus hétérogènes. Qu'en conclure, si ce n'est que plusieurs tissus peuvent être affectés à-la-fois, dans un même organe, par une même cause, qui produira chez chacun d'eux des effets divers, correspondant à leur nature particulière ? Ainsi, qu'on trouve, par exemple, dans une seule tumeur (voyez l'observation n.° 10.e), des portions graisseuses, médullaires, des kistes remplis de sérosité, de gélatine, de sang ; il ne faut pas un effort bien grand de l'imagination pour y voir des effets simultanés d'une maladie des systèmes cellulaire, nerveux, lymphatique, sanguin, qui, dans des proportions variables, forment comme le canevas de nos organes, quelque différentes que soient leurs fonctions et leurs propriétés physiques.

(*b*) Je tirerai par analogie une preuve à l'appui de cette opinion, de ce qui se passe dans certaines plaies de la tête, où le cerveau a été plus ou moins offensé ; je veux parler de ces fongosités qui se développent à la surface de cet organe, atteignent, en peu de temps, un volume souvent très-considérable, sont recouvertes de sang coagulé, en contiennent dans leur intérieur, et diminuent momentanément par la séparation gangreneuse de larges lambeaux, bientôt remplacés par une production nouvelle. Certes, rien n'est plus médullaire que de pareils fongus, qui ne sont autre chose que la substance cérébrale altérée et boursouflée pour ainsi dire ; Eh bien ! leur histoire est à peu de chose près, celle du fongus médullaire, développé à l'extérieur (voyez plus bas). Il est vrai que, quoique ces cas de fongosités du cerveau soient très-graves, ils offrent cependant plus d'exemples de guérison que le fongus médullaire proprement dit. Mais il y a une grande différence à établir, sous le rapport du danger, entre une maladie accidentelle, et une maladie spontanée, que tout porte à faire regarder comme constitutionnelle.

(*d*) C'est précisément là, que se trouve la raison d'adopter une dénomination fondée sûr des caractères plus solides.

(*e*) Wardrop, Langstaff et d'autres, rapportent plusieurs cas de fongus médullaire des viscères, qui ont eu lieu d'emblée; c'est ainsi qu'ils font l'histoire du fongus médullaire des poumons, du foie, du pancréas, des reins, de la rate, de l'utérus, de la vessie, des intestins, le cerveau, etc. J'ai vu plusieurs fois des tumeurs dans lesquelles je trouvais le caractère indiqué dans les descriptions de ces auteurs célèbres, situées dans quelqu'un des viscères désignés et qui n'avaient été précédées d'aucune affection extérieure; mais j'avoue que je ne leur ai jamais trouvé ce caractère remarquable cérébriforme, si frappant, si reconnaissable dans les épanchemens des grandes cavités, suite du fongus médullaire de l'extérieur du corps; de sorte que je reste encore non convaincu, mais fortement disposé à croire que le fongus médullaire des viscères est toujours une conséquence, un symptôme secondaire du fongus médullaire externe.

(*f*) Note spprimée.

(*g*) L'observation n.° 11 n'est pas moins concluante. On y voit, en effet, le plus clairement possible, le fongus médullaire tirer son origine du nerf tibial, à tel point, dit l'auteur, qu'il avait l'apparence d'un gros ganglion de ce nerf.

(*h*) Voici le résultat d'un petit nombre d'essais faits avec quelques portions de la matière de ce fongus médullaire.

L'eau en dissout une quantité à peine sensible, exposée à la flamme d'une bougie dans une cuiller d'argent, elle prend une couleur d'opale, et laisse, après l'évaporation, un résidu inappréciable.

Avec addition d'esprit de vin, la solution aqueuse, file légèrement sans se coaguler à la chaleur, ce mélange s'évapore comme le précédent, en laissan de très-petits grumeaux gris.

Cette substance médullaire se cuit, sans couler comme de la graisse, et prend l'apparence d'un ris de veau rôti ; elle a une odeur de viande cuite qui n'est point désagréable.

Jeté dans l'esprit de vin, le fongus médullaire n'y subit aucun changement apparent; agité, il s'y divise en filamens.

Il se coagule de manière à former des filamens blancs, dans une solution saturée de sublime corrosif. La solution reste transparente.

L'acide acetique n'a nulle action visible sur lui.

Une longue décoction, dans deux livres d'eau, d'un morceau de fongus médullaire de demi livre environ, a donné un bouillon sans graisse, qui ne s'est point pris en gelée par le refroidissement.

(*k*) Les suites presque constamment fâcheuses de l'extirpation du testicule dégénéré, soit en fongus médullaire, soit en cancer, nous ont suggéré l'idée à mon frère et à moi, dans un cas d'engorgement de cet organe, avec dureté, douleur et fistule, de ne point emporter la tumeur, mais de mettre simplement le cordon à découvert, et après l'avoir coupé, d'en lier les vaisseaux sanguins, artériels et vineux, au-dessus et au-dessous de la section. Les douleurs, à la suite de cette opération, se sont dissipées, le testicule s'est atrophié, et depuis, au moins trois ans, que l'opération est faite, il n'a pas paru le moindre engorgement dans aucune partie du corps, et l'homme qui en a été le sujet, jouit d'une très-bonne santé.

Jusqu'à quel point ce procédé pourrait-il être avantageux dans un cas de véritable fongus médullaire? C'est ce que je me garderai bien de décider, d'après un fait isolé. Mais j'avoue qu'il me serait difficile, dans cette supposition, d'espérer quelque chose de plus de cette opération que de toute autre.

Je me contente, en conséquence, de la mettre, sans autre réflexion, sous les yeux du lecteur.

(Cette note se rapporte à la 6.e ligne de la p. 74).

John Hunter a donné, avec beaucoup plus de raison, le nom d'anévrisme par anastomose à la tumeur formée par l'ouverture accidentelle d'un artère dans une veine; et cette dénomination, sans être rigoureusement juste, ne doit cependant pas être usurpée pour désigner une maladie à laquelle elle convient encore moins.

(Cette note se rapporte à la fin de la page 81).

J'ai dû, dans un tableau aussi général, m'en tenir à la description du fongus hématode considéré isolément; faisant ainsi abstraction des accidens divers, auxquels sa situation, dans le voisinage de telle ou telle partie, peut donner lieu. Ces accidens ou épiphénoménes qui ne dépendent point spécialement du fongus hématode, appartiennent plutôt à l'histoire des cas particuliers, et seraient également liés à l'histoire de toute autre tumeur, se développant dans les mêmes circonstances. Tels sont, par exemple, l'exophtalmie, la cécité, les vives douleurs qui accompagnent le fongus hématode, situé dans l'orbite ; l'engorgement, la gêne plus ou moins grande dans les mouvemens, quelquefois, la douleur que causent ceux des membres, en raison de leur volume, de leur profondeur, de la compression qu'ils exercent sur des nerfs considérables, etc.

Je ne saurais mieux terminer cet opuscule, qu'en transcrivant ici deux fragmens de lettres de mon illustre ami Scarpa ; ils sont un aperçu de son opinion sur les fongus hématode et médullaire en général, et sur cet essai en particulier, ils contiennent quelques objections sur ma maniére de classer les deux maladies, auxquelles je répondrai tôt ou tard, ainsi qu'à celles auxquelles la publication de mon Mémoire pourra donner lieu, et qui seront faites comme celles-ci, avec l'intention manifeste de travailler à l'avancement de la science.

Pavia, 16 aprile 1819.

L'esame delle circostanze da voi fatto, onde stabilire i caratteri del fungo hæmatodes *maligno é ben fondato. Alcuni scrittori inglesi sono declinati da una parte, ed alcuni altri francesi dall'altra, ed hanno prodotto della confusione sull 'essenza di questa feroce malattia. L'indole di questa grave infermità, non altrimenti che quella del cancro, é sinora ignota, e tutto ciò di precisione patologica che l'arte può mettere su questo argomento, consiste nel determinarla, e distinguerla da altre malattie apparentemente simili non maligne. Sono d'avviso, che l'apparenza di sostanza simile alla cerebrale non sia un segno costante: poiché ho veduto più d'una volta il* fungo hæmatodes *maligno fatto da una sostanza simile piuttosto a quella della placenta umana inzuppata di sangue, molle, friabilissima, che a quella del cervello. Date un' occhiata alla nota sulla fine del cap.* V, *dell' aneurisma, ed alla nota* 2.da *nella memoria sulla* legatura. *Il primo caso da me descritto fu copiato dalla natura, poiché a quell'epoca io non sapeva qual malattia avessi sott 'occhio. Ora cosa ha di comune il* nevo *materno, il tumore* varicoso, *l'aneurisma per* anastomosi, *col* fungo hæmatodes *nel giusto senso ricevuto nelle scuole? Tutti questi tumori sono* hæmatodes, *ossia sanguigni; ma i primi sono* benigni, *e l'ultimo* malignissimo. *E dove è nei primi la screpolatura della cute, e l'apparizione del fungo? Non so comprendere da che derivi il prurito d'alcuni scrittori inglesi, di trovare il* fungo hæmatodes *maligno, in tutti i cadaveri, in tutte le viscere, se non deriva dall 'arrestarsi all' apparenza delle cose? Da questa dimanda che io vi faccio, comprenderete lo scopo cui fu diretto il foglio di Corneliani. A quell 'epoca era stato reciso in questo spedale un testicolo nel quale l'operatore vi trovò tutti i caratteri del* fungo hæmatodes *indicati da Wardrop. Corneliani, il qual aveva le note prese dalla mia scuola di 20 anni fà, e che assai volte aveva esaminate le preparazioni di* struma spugnosa *del testicolo esistenti in questo gabinetto di patologia, conobbe l'errore in cui era caduto l'operatore e lo stesso Wardrop; poiché la storia del* fungo hæmatodes *del testicolo data da questo scrittore coincide sì perfettamente con quella della* struma spugnosa *di quest' organo che nulla vi è di più eguale ; dimostrò inoltre Corneliani, che se la* struma spugnosa *del testicolo uccide l'infermo non lo fa per sua* malignità *, ma per l'estensione della struma stessa alle ghiandole lombari, le quali assumono un incremento che supera ogni immaginazione, e finisce per sconcertare l'azione di tutte le viscere addominali. Questa dichiarazione vi servirà di chiave per intendere il piccolo scritto di Corneliani. Se poi voi perverrete oltre a stabilire la giusta diagnosi di questa terribile malattia (per fortuna dell'uman genere assai rara), e ad insegnarci il modo di curarla, o almeno d' impedirne la recidiva con mezzi meno formidabili che l'amputazione,* tunc mihi magnus eris Apollo.

Pavia, 11 Settembre 1819.

Ho ascoltato attentamente la lettura della vostra memoria manoscritta, ed ho trovato giusta ed opportuna la distinzione da voi fatta in fungo midollare *ed in* hæmatodes *; poichè effettivamente la cosa è così in natura. Nulla di più esatto, e di più instruttivo di quanto voi avete scritto intorno all* 'hæmatodes. *L'origine, l'essenza, i fenomeni di questo tumore vi sono esposti con mirabile precisione e verità, e i metodi diversi di cura sono* *ivi ridotti al giusto loro valore, e corredati di fatti pratici i più soddisfacenti.*

Sul conto poi del fungo midollare, *se non avete del tutto esaurito l'argomento, non è colpa vostra, ma della ristrettezza delle nostre cognizioni in questa materia. In ogni modo voi avete il merito d'averne fatto un quadro tanto perfetto quanto era possibile de farsi nello stato attuale della chirurgia, il quale servirà ai nostri nepoti per procedere con sicurezza nelle loro indagini su questo gravissimo argomento, non meno oscuro che quello sul cancro. Me ne congratulo con voi, e vi predico che la memoria vostra sarà premiata, poichè mi pare assai difficile che ve ne sia un'altra più accurata, più estesa, più sostenuta da casi pratici che la vostra.*

Preparatevi però a rispondere a qualche scrupuloso chicaneur, *il quale vi dirà, che quel tumore, che voi volete si chiami* hæmatodes, *aveva già un nome che lo distingueva dagli altri, cioè* varicoso *equivalente a* sanguigno, *che codesto tumore, quantunque fatto da vasi sanguigni arteriosi e venosi dilatati ed intrecciati, non è* fungo, *poiche il vocabolo* fungo *inchiude delle idee diverse dall'essenza dei* nei materni *e dei tumori di tal sorte, segnatamente congeniti. Sul conto del fungo* midollare, *vi dirà non essere che una mera congettura appoggiata a qualche fatto, e contradetta da molti altri, che l'essenza di questa terri-*

bile malattia debba ripetersi dal pervertito tessuto della sostanza nervosa. Vi obbietterà che il vero tipo del fungo midollare, *non si riscontra che sulle esterne parti del corpo, tale e quale voi l'avete descritto nell 'osservazione sesta, situato nella cellulare e muscolare sostanza; nè perchè si trova talvolta sul traggitto di grossi nervi, e sull'ottico perciò ne viene che essi nervi abbiano parte alla formazione del tumore essenzialmente. Conseguentemente vi dirà non essere che una illusione quella di vedere il fungo* midollare *nella sostanza delle viscere, non bastando a stabilire ciò il criterio dell'odore, del colore, della consistenza. Non vi negherà in generale gli effetti dell'assorbimento; ma vi farà dell' eccezioni sul caso del testicolo da voi creduto affetto da fungo midollare......*

FIN.

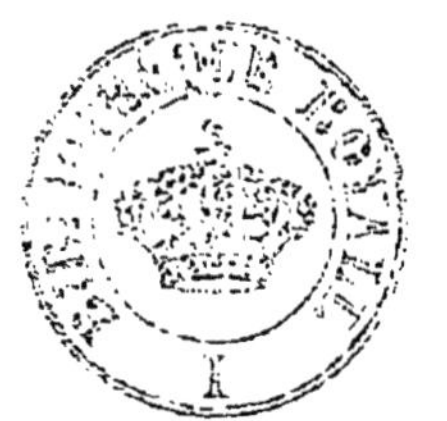

ERRATA.

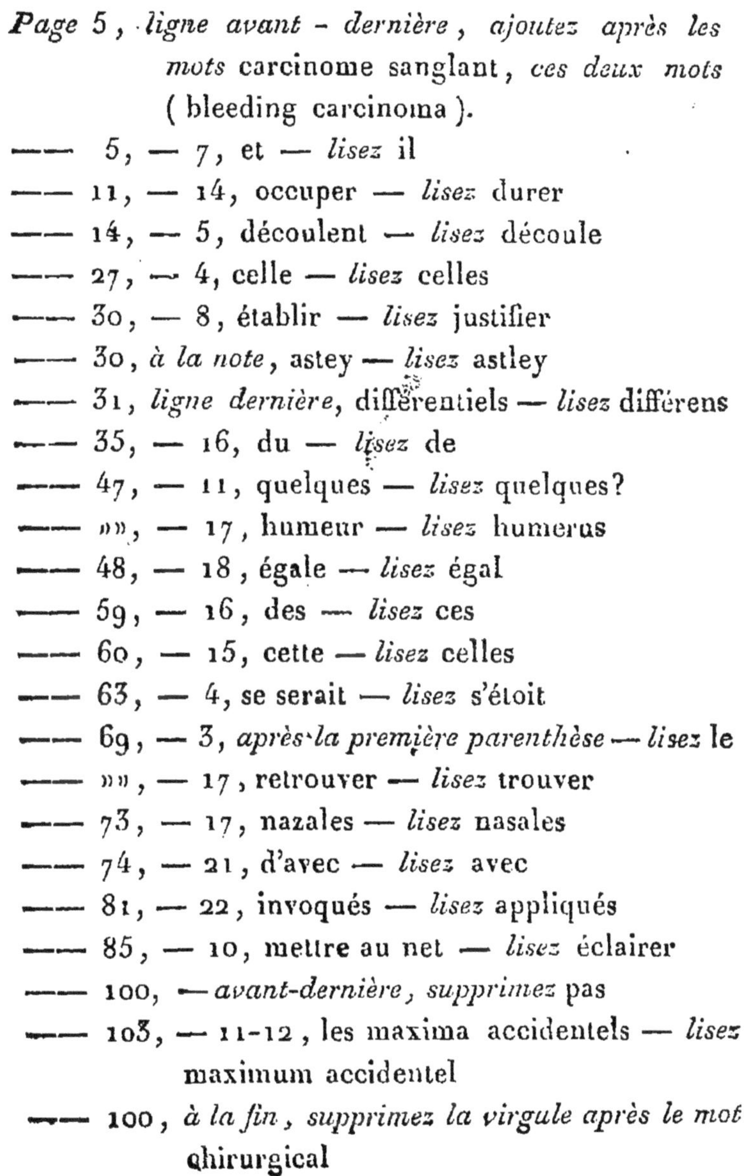

Page 5, *ligne avant - dernière, ajoutez après les mots* carcinome sanglant, *ces deux mots* (bleeding carcinoma).

—— 5, — 7, et — *lisez* il

—— 11, — 14, occuper — *lisez* durer

—— 14, — 5, découlent — *lisez* découle

—— 27, — 4, celle — *lisez* celles

—— 30, — 8, établir — *lisez* justifier

—— 30, *à la note*, astey — *lisez* astley

—— 31, *ligne dernière*, différentiels — *lisez* différens

—— 35, — 16, du — *lisez* de

—— 47, — 11, quelques — *lisez* quelques?

—— »», — 17, humeur — *lisez* humerus

—— 48, — 18, égale — *lisez* égal

—— 59, — 16, des — *lisez* ces

—— 60, — 15, cette — *lisez* celles

—— 63, — 4, se serait — *lisez* s'étoit

—— 69, — 3, *après la première parenthèse* — *lisez* le

—— »», — 17, retrouver — *lisez* trouver

—— 73, — 17, nazales — *lisez* nasales

—— 74, — 21, d'avec — *lisez* avec

—— 81, — 22, invoqués — *lisez* appliqués

—— 85, — 10, mettre au net — *lisez* éclairer

—— 100, — *avant-dernière, supprimez* pas

—— 103, — 11-12, les maxima accidentels — *lisez* maximum accidentel

—— 100, *à la fin, supprimez la virgule après le mot* chirurgical

Page 112, — 17, *irradiant* — *lisez* se prolongeant
—— 112, — 18, élancées — *lisez* élancemens
—— 114, — 16, alternations de mieux et de plus mal — *lisez* alternatives de bien et de mal
—— 118, — 22, paralytique — *lisez* paralysée
—— 124, — 23, après pronostic, *ajoutez* qui est
—— 127, — 14, que de pouvoir être rapportée — *lisez* qu'on ne peut les rapporter
—— 127, — 16, *supprimez* que
—— 129, — 18, le — *lisez* du
—— 131, — 16, vineux — *lisez* veineux

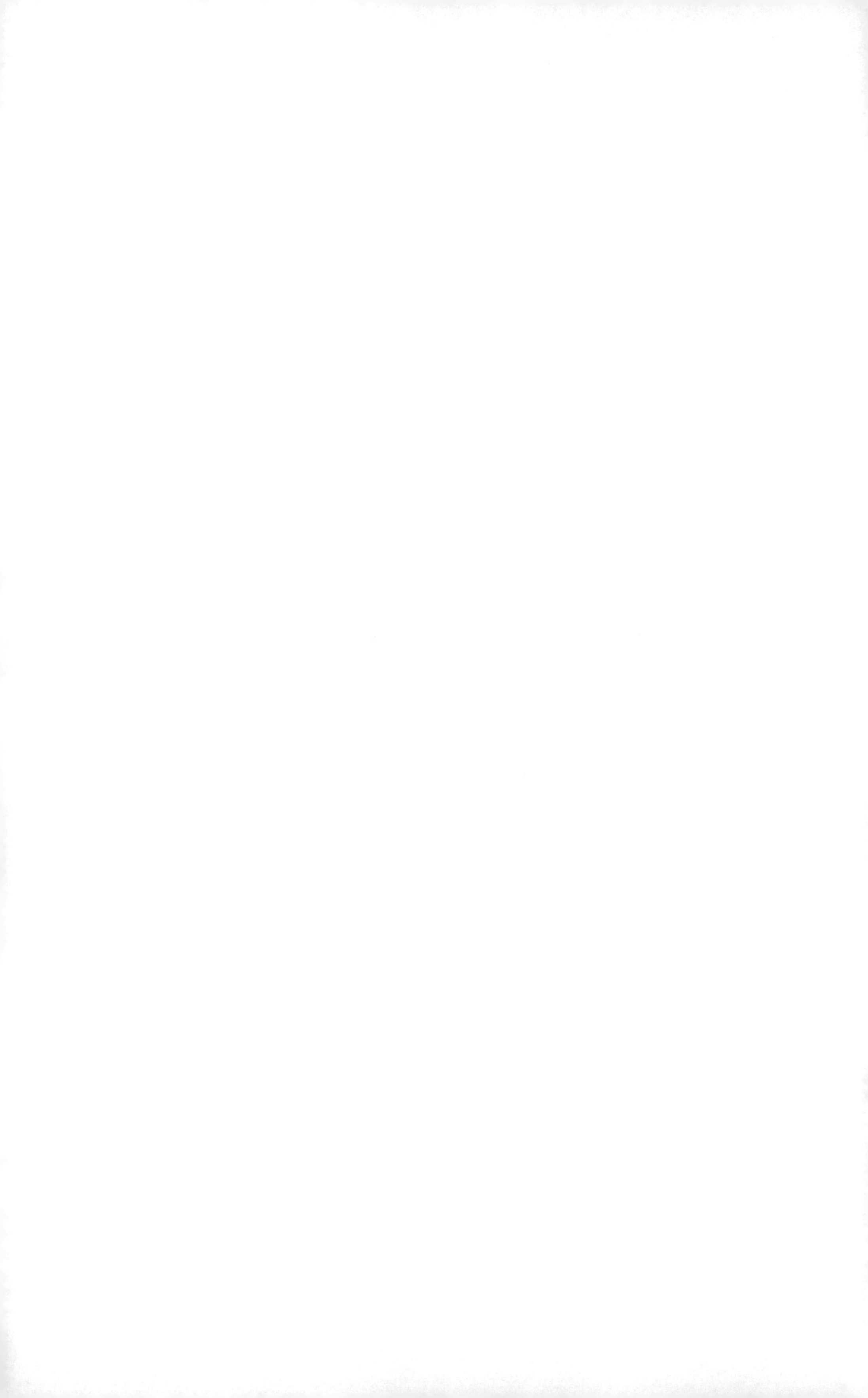

www.ingramcontent.com/pod-product-compliance
Ingram Content Group UK Ltd.
Pitfield, Milton Keynes, MK11 3LW, UK
UKHW020226220726
13923UKWH00002B/532

9 782019 294595